Körper Entgiften

Das Detox- Buch zur Körperentgiftung.

Wie Sie Ihren Körper einfach und schnell entgiften, entschlacken und dabei abnehmen.

Dr. Detox

Inhalt

Ihre Zufriedenheit ist uns wichtig!

★★★★★

Leserzufriedenheit ist uns ein großes Anliegen. Daher sind wir stets bestrebt, Ihnen die Themen in Buchform so leserfreundlich wie möglich zu gestalten und unsere Publikationen ständig zu verbessern.

Sollten Sie mit dieser Ausgabe nicht zufrieden gewesen sein, möchten wir Sie bitten uns, dies mitzuteilen. Auch für generelle Anregungen und Verbesserungsvorschläge sind wir Ihnen sehr dankbar. Sie helfen uns damit, unsere Leistungen für Sie zu verbessern. Positive Rückmeldungen sind natürlich auch nicht verboten.

Scannen Sie einfach diesen QR Code um uns eine Nachricht zu übermitteln oder besuchen Sie unsere Webseite: www.onlineworldofbooks.eu/kontakt.

Hinweise bevor es losgeht

Warum sind wenige Fotos im Buch?
Warum ist die Taschenbuchausgabe in S/W gedruckt?

Viele werden sich fragen, warum dieses Buch ohne bunte Fotos angeboten wird. Dies ist ganz einfach erklärt! Fotos und vor allem Farbdruck sind ein hoher Kostenpunkt, den der Endkunde meistens zu tragen hat. Ein Taschenbuch mit Hochglanzfotos würde zum Beispiel einen Preis von mehr als 20 Euro haben. Wir wollen aber unseren Lesern günstige Buchpreise bieten, deshalb haben wir entschieden, dass speziell zu diesem Thema keine Bilder nötig sind, die den Preis nur unnötig hochtreiben. Schließlich ist ja der Inhalt das, was unsere Leser interessiert.

Zudem ist es bedeutend, umweltschonender auf den Druck von unnötig vielen Farbbildern zu verzichten. Ein Punkt, der in der heutigen Zeit immer mehr an Wichtigkeit gewinnt!

In diesem Sinne hoffen wir auf Ihr Verständnis und wünschen viel Spaß beim Lesen.

Ihr Team!

OWB

Was ist Detox?

Detox bedeutet entgiften oder entschlacken. Unser tägliches Leben bringt uns rund um die Uhr mit immer noch mehr Giftstoffen in Kontakt. Ob mit dem Essen, dem Trinken oder der Luft, wir nehmen auch unbemerkt Gifte auf, so sehr wir uns auch um eine gesunde Ernährung und eine sogenannte cleane Lebensführung bemühen. Daher sollten wir unserem Körper von Zeit zu Zeit dabei behilflich sein, sich vom unnötigem und ungesundem Ballast wieder befreien zu können.

Detox macht sich nicht nur positiv im Körper bemerkbar, sondern ist auch eine Erholung und Reinigung für Geist und Seele. Detoxification, wie Detox im gesamten Wortlaut heißt, funktioniert so, dass während einer Kur über einen bestimmten Zeitraum nur Lebensmittel gegessen werden, die das Entgiften unterstützen. Es gibt bereits zahlreiche Diäten und Kuren, doch hier sollten Sie vorsichtig sein. Es ist wichtig zu unterscheiden, ob Sie entgiften oder abnehmen möchten. Zu diesem speziellen Thema kommen wir explizit in einem späteren Kapitel.

Im Vordergrund sollte stehen, die eigenen Entgiftungsorgane zu unterstützen. Die Leber ist meist am stärksten von den Giftstoffen des Alltags belastet. Zudem leben wir oft auch nicht das Leben, welches als gesund bezeichnet werden kann. Gerade wer viel raucht, Alkohol trinkt, fettige und süße Speisen isst und dazu noch zu wenig schläft, der mutet seinem Körper Tag für Tag eine Menge zu.

Somit wird während einer Detox Kur nicht nur die Ernährung, sondern auch der Lebensstil umgekrempelt. Das A und O der ganzen Geschichte ist, den Haushalt von Säuren und Basen wieder auszubalancieren. Das größte Problem ist, dass wir viele ungesunde Lebensmittel wie Fleisch zu uns nehmen, die den Körper übersäuern lassen. Daher ist es wichtig, diesen wieder in den basischen Bereich zu bringen. Sobald der Körper übersäuert, kann es zu vielen Krankheiten und Beschwerden kommen. Auch das wollen wir in einem späteren Kapitel intensiv beleuchten.

Beim Detoxing entgiften Sie somit Ihren Körper, bringen das Verhältnis von Säuren und Basen wieder ins Gleichgewicht und besinnen sich auch auf einen gesünderen Lebenswandel. Natürlich ist Detoxing in gewisser Weise auch ein Verzicht, doch soll es auch keine Diät sein. Ziel ist es nicht, Kilos zu verlieren, obwohl dies das Entgiften meist automatisch mit sich bringt.

Unsere wichtigsten Ausscheidungs- und Entgiftungsorgane sind Leber, Nieren, Darm und Haut. Auch über unser Lymphsystem werden viele Giftstoffe, die man im Volksmund auch Schlacken nennt, wieder abtransportiert. Generell sollte sich ein gesunder Körper von selbst wieder regenerieren und entgiften. Doch leider treten hier in der heutigen Wohlstandsgesellschaft immer wieder Komplikationen auf. Nicht nur, dass wir uns meist nicht mehr so bewusst ernähren, die Gefahr lauert in den vielen Fertiggerichten, im Fast Food und auch in den zahlreichen Gewürzmischungen. Selbst Obst und Gemüse sind in großer Anzahl stark belastet und wir nehmen die Giftstoffe mit unserem vermeintlich gesunden Salat, dem vitaminreichen Fruchtteller und dem knackigen Wok-Gericht auf.

Dazu kommen Abgase, belastetes Wasser, zu wenig Schlaf, zu viel Alkohol, Zigaretten und Stress. Ja auch Stress führt dazu, dass unser Körper übersäuert und sich nicht mehr automatisch regenerieren kann.

Es klingt nun alles etwas aussichtslos und kompliziert. Doch mit diesem Buch möchten wir Ihnen zeigen, dass das Entgiften ganz einfach und unkompliziert ist. Viele denken auch, dass eine Detox Kur unendlich teuer ist, da viele zusätzliche Produkte benötigt werden. Doch das Gegenteil ist der Fall. Sie können den Körper für kleines Geld entgiften.

Natürlich gibt es im Handel zahlreiche Produkte, die Sie beim Entgiften unterstützen sollen. Es werden Shampoo und Balsam, Duschgel, Seife und mehr alleine auf dem Kosmetik-Sektor angeboten. Doch hier müssen Sie nicht zu speziellen Kosmetika greifen, auch wenn die Marketing Kampagne sehr gut und verlockend ist. Anstatt teuren Cremes greifen Sie zu hochwertigem Kokosöl, Masken aus Avocado für Haut und Haar erfüllen ebenfalls den erwünschten Zweck und eine natürliche Seife ohne künstliche Zusatzstoffe, Schwermetalle und Erdöl ist genug, um sich während der Detox- Diät zu reinigen und zu pflegen.

Auch bei den Nahrungsmitteln müssen Sie keine fertigen Detox-Kuren in Pulverform kaufen. Warum sollten Sie im Endeffekt künstlich hergestellte Nahrung kaufen, wenn Sie zum Entgiften so viele tolle Produkte aus der Natur geboten bekommen. Auch dem Thema „Lebensmittel zum Entgiften" widmen wir uns separat in einem der folgenden Kapitel.

In diesem Buch möchten wir jedoch sehr intensiv auf eine natürliche Art des Detox eingehen und verwenden daher zahlreiche Hausmittel und natürliche Lebensmittel. Was Ihnen jedoch beim Entgiften klar sein sollte, es geht hier um die Gesundheit und nicht unbedingt ums Körpergewicht. Sie werden entwässern und so zwar an Gewicht verlieren, Ihre Fettdepots werden jedoch nur nebensächlich bekämpft. Wenn Sie sich für eine Detox-Kur entscheiden, dann unter dem Aspekt der Gesundheit und nicht hauptsächlich um schlanker zu werden.

Das bedeutet jetzt nicht, dass Detoxing sinnlos wäre. Die Gesundheit ist doch unser höchstes Gut. Zudem werden Sie sich fitter fühlen und vor Energie sprühen. Auch auf Haare und Haut wirkt sich das Detoxing positiv aus. Sie werden sich auf jeden Fall wohl fühlen in Ihrer Haut, wenn Sie ein paar Tage und Wochen konsequent entgiftet haben.

Wie kommen die Giftstoffe in den Körper?

Es ist wohl bekannt, dass wir mit Nikotin, Alkohol und Drogen den Körper Stück für Stück vergiften. Doch auch durch die Ernährung und Umwelteinflüsse kommen Giftstoffe in unseren Körper.

Glukose gelangt mit allem Süßen, Brot und Nudeln in unseren Organismus. Diese Lebensmittel enthalten sehr viel Zucker und es kommt zu einem konzentrierten Blutzuckerspiegel. Kann sich der Körper nicht mehr selbst gegen den hohen Blutzuckerspiegel wehren und diesen abbauen, so kann es zu Diabetes führen.

Häufig lagert sich auch Wasser im Körper ein und führt zu Ödemen, die nicht nur hässlich und schmerzhaft, sondern auch gefährlich werden können. Wasser lagert sich durch Hormonschwankungen ein, aber auch eine falsche Ernährung kann dazu führen. Zu viel Salz und Geschmacksverstärker und ein übersäuerter Körper führen zu Wassereinlagerungen in Beinen, Armen und Bauch. Auch wenn die Leber und die Nieren nicht richtig funktionieren, kann es zu Wassereinlagerungen kommen.

Gifte wie Antibiotika schaffen es, das Immunsystem und die Darmflora zu schwächen und zu schädigen. Dadurch können sich kleine Sporen ansiedeln und es kommt zu einem Pilzbefall. Der Körper kann Pilze in normalem Maße sehr gut selbst ausgleichen und bekämpfen. Wenn der Pilzbefall jedoch überhandnimmt, so brechen Krankheiten aus und äußern sich durch Durchfall, Übelkeit und Erbrechen. Bauchschmerzen und starke Krämpfe sind hier die ersten Symptome.

Auch Körperfett ist Gift für den Körper, besonders wenn der Körperfettanteil ein bestimmtes Maß überschreitet. Übergewicht wirkt sich negativ auf das Herz- Kreislaufsystem aus. Man wird kurzatmig, träge und verfällt in einen Teufelskreis. Ursache für Übergewicht ist bei einem gesunden Menschen ausschließlich die falsche Ernährung. Fettes Fleisch, viel Zucker und zu wenig Bewegung sind nur einige der Gründe, dass Sie an Gewicht zulegen.

Cholesterin ist ebenfalls einer der gefährlichen Stoffe, die sich im Körper bilden, wenn wir uns falsch ernähren. Generell ist Cholesterin nichts Schlimmes und es wird sogar zur Bildung der Zellen benötigt. Doch auch hier ist ein Zuviel das Gift. Tierische Lebensmittel wie Ei und Fleisch sind in der Regel für einen zu hohen Cholesterinspiegel verantwortlich.

Durch zu viel Eiweiß aus Fisch und Fleisch kann es auch zu Harnsäurekristallen kommen. Diese entstehen bei der Stoffwechselproduktion. Sie können kleine Verletzungen entstehen lassen, die zu Entzündungen im Gewebe führen können. Es können auch die Gelenksknorpel zerstört werden und es kann zu Schmerzen führen, wenn die Knochen schlussendlich direkt aneinander reiben.

Gefährlich sind sämtliche Ablagerungen und Rückstände von Medikamenten. Dabei nehmen wir die Medikamente nicht nur selbst, sondern auch über die Nahrung auf. Besondere Gefahr geht hier von Fisch und Fleisch aus unkontrollierter Zucht aus. Sicher haben Sie dies schon im Zusammenhang mit Pangasiusfisch oder Garnelen gehört. Antibiotika, Schmerzmittel und Kortison können sich durch lange Einnahme im Körper ablagern. Gerade wenn Leber, Galle und Niere nicht mehr sehr gut arbeiten, werden die Giftstoffe nicht abtransportiert, sondern lagern sich in Fett, Bindegewebe und Organwänden ab.

Von Schwermetallen geht die vielleicht größte Gefahr aus, da sie der Körper überhaupt nicht selbst abbauen kann. Sie können sich im ganzen Körper, sogar in den Organen ablagern. Häufig heißt es ja, dass in manchen Regionen sogar das Trinkwasser mit Schwermetallen belastet sein soll. Quecksilber ist hier eines der Schwermetalle, dem wir immer wieder begegnen.

Auch haben Sie sicher schon oft von den freien Radikalen gehört. Sie entstehen beim Stoffwechsel-Prozess im Körper und sind für eine frühzeitige Alterung und Faltenbildung verantwortlich. Freie Radikale sollen auch Schuld an Rheuma haben und können krebsauslösend sein. Viel Obst und Gemüse hilft, gegen die freien Radikale zu kämpfen und vor allem die nun immer präsenter werdenden Super-Foods gelten als Wunderwaffen gegen freie Radikale.

Bereits Paracelsus im 16. Jahrhundert hat erkannt, dass der Körper mit gewissen Giftstoffen tadellos zurechtkommt, es jedoch immer wieder den Punkt gibt, an dem der Organismus aufgibt. Normalerweise blockieren Proteine in der Darmwand die schädlichen Eindringlinge und Enzyme leisten in der Leber ganze Arbeit.

Besonders achten sollten wir daher auf Rückstände von Pestiziden, Herbiziden und Fungiziden, die im Wasser vorkommen können und noch häufiger auf Obst und Gemüse zu finden sind. Schwermetalle können auch mittels Zahnfüllungen in den Organismus gelangen. Doch auch Textilien, Elektrogeräte, Spielzeug und Möbel, gerade aus ausländischer Erzeugung, können massiv belastet sein. Bei Kosmetika und Pflegeprodukten, sogar Zahncreme, gilt es aufzupassen und auch in Tattoos und Henna-Tattoos wurden schon häufig Giftstoffe gefunden. Ob in Baustoffen, Putzmitteln, Chemikalien, Kunststoff und vielem mehr werden immer wieder Gifte nachgewiesen, die unseren Körper dauerhaft schädigen können.

Warum sollten wir den Körper beim Entgiften unterstützen?

In diesem Kapitel müssen wir nicht lange um den heißen Brei reden, wir müssen dem Körper beim Entgiften helfen, da er es ab einem gewissen Grad einfach nicht mehr schafft. Natürlich werden sich nicht sofort Symptome und Vergiftungserscheinungen zeigen, doch auf Dauer gibt der Körper nach und Sie werden unter dem Gift leiden.

Sobald der Körper alleine seiner Aufgabe nicht mehr gewachsen ist, ist es doch selbstverständlich, dass Sie ihn dabei unterstützen. Denn nur so können Sie gesund und fit bleiben und Gesundheit ist doch unser höchstes Gut. Darum hören und sehen Sie genau hin und gehen Sie mit Ihrem Körper achtsam um.

Die Warnsignale des Körpers

Ihr Körper gibt Ihnen frühzeitig Signale, wenn etwas nicht stimmt. Leider haben wir es in der heutigen Zeit verlernt, auch wirklich genau hinzuhören. Stellen Sie sich vor, dass jeden Tag ein kleines Tröpfchen Gift dazu kommt. Irgendwann wird das Fass gefüllt sein und drohen überzulaufen.

Ein Zeichen, dass etwas nicht stimmt ist immer, wenn Sie extrem müde sind und dies nicht erklären können. Hier ist es so, dass Sie bereits am Morgen absolut schlapp sind, auch wenn Sie stets 8 Stunden schlafen. Eine chronische Müdigkeit kann ein deutlicher Hinweis darauf sein, dass die Leber überarbeitet ist. Müdigkeit heißt es, ist der Schmerz der Leber und wenn dieses Symptom auftritt, dann sollten Sie Ihrem wichtigsten Entgiftungsorgan zur Seite stehen.

Auch das Immunsystem schwächelt und wirkt sich durch Schlappheit aus. Sie merken ganz schnell, dass Sie den Körper besser entgiften sollten, wenn zum Beispiel Kaffee nicht mehr hilft und Sie durch nichts mehr fit zu kriegen sind.

Ebenfalls ein Anzeichen dafür, dass mit dem Organismus etwas nicht stimmt und dass es vielleicht Zeit für eine Detox Kur ist, wenn Sie sich vergeblich bemühen abzunehmen, ohne dass sich auf der Waage etwas tut.

Wenn der Körper mit Giften belastet ist, kommt der Stoffwechsel durcheinander, wird lahm und hindert Sie daran, Gewicht zu verlieren. Das Gift im Körper kann auch die Hormone dahingehend beeinflussen, dass es mit einer Gewichtsabnahme einfach nicht klappen will.

Leiden Sie unter Mundgeruch? Auch dies kann ein Hinweis für eine Belastung des Körpers durch Gift sein. Die Rede ist jetzt nicht vom normalen Mundgeruch, der morgens normal ist oder im Laufe des Tages durch den Genuss von Speisen auftauchen kann. Wenn Zahnhygiene, Mundwasser und das Entfernen von Zahnstein nichts nützt, dann kann das Gift im Körper die Mundflora und auch die Darmflora beeinflussen. Im Darm entstehen Fäulnisbakterien, die in den Mundraum gelangen und für einen unangenehmen Atem sorgen. Auch eine überlastete Leber kann zu Mundgeruch führen.

Der Darm macht sich auch ziemlich deutlich bemerkbar. Typisch für einen sozusagen vergifteten Körper sind chronische Verstopfungen. Die Gifte stören die Darmflora und es kommt zu schlechtem Stuhlgang. Hier beginnt der Teufelskreis. Normalerweise sollten mit dem Stuhl weitere Giftstoffe ausgeschieden werden, die nun im Darm verbleiben. Es kommt zu Blähungen und die Giftstoffe können die Darmwand schädigen. Dadurch gelangen weitere Giftstoffe in den Körper. Je länger der Stuhl im Darm verbleibt, desto mehr Zeit haben die giftigen Stoffe, in den Blutkreislauf zu gelangen. Es kommt zu Müdigkeit, Gliederschmerzen, Kopfschmerzen und Reizmagen.

Vielleicht kennen Sie das, plötzlich können Sie bestimmte Gerüche einfach nicht mehr riechen. Sei es das Parfum der Nachbarin, das von heute auf morgen Kopfschmerzen verursacht oder bestimmte Lebensmittel, die in Ihrer Nase auf einmal übel riechen. Dieses Symptom tritt häufig bei Schwangeren auf, ist jedoch auch ein Zeichen für eine hohe Belastung im Körper durch Giftstoffe. Der Körper sendet so auch häufig Warnsignale aus. Zum Beispiel kann er durch diese Abwehrhaltung auf den Weichspüler oder das Reinigungsmittel reagieren, welches zu viele Giftstoffe enthält.

Nicht nur zu viel Sport kann Muskelschmerzen erzeugen. Wenn sich Giftstoffe oder Chemikalien in den Muskeln angelagert haben, kann dies ebenfalls zu starken Muskelschmerzen führen, die stechen und brennen und sich wie Muskelkater anfühlen. Nehmen Sie diese Zeichen ernst. Es können so Entzündungen entstehen und die Gelenke und das Gewebe dauerhaft schädigen.

Die Haut ist ebenfalls sehr gut, wenn es darum geht zu zeigen, dass etwas nicht stimmt. Plötzlich auftretende Akne, obwohl Sie längst kein Teenager mehr sind, Ausschläge und Juckreiz sind ein Anzeichen für giftige Stoffe, die Ihren Organismus belasten. Dies passiert häufig, wenn Leber, Nieren und Darm heillos überfordert sind und die Giftstoffe zusätzlich über die Haut ausgeschieden werden. So können sogar in jedem Alter noch Schuppenflechten entstehen, die sich nicht behandeln lassen, solange der Körper nicht entgiftet wird.

Wassereinlagerungen, geschwollene Beine und Finger, Kopfschmerzen, Unwohlsein, Reizbarkeit und vieles mehr zeigen ebenfalls an, dass Sie etwas genauer in Ihren Körper hineinhören sollten. Wenn Sie unter einem oder sogar mehreren Symptomen leiden sollten, dann können Sie sofort mit einer Detox- Kur beginnen. Nicht jedoch, ohne kurz Rücksprache mit Ihrem Arzt zu halten.

Ihr Körper hat Ihnen signalisiert, dass er überlastet ist und alleine nicht mehr zurechtkommt. Es liegt nun an Ihnen, dem Körper diese Last abzunehmen und wieder fit und gesund zu werden. Der erste Schritt ist immer, dass Sie beginnen, ausreichend zu trinken. Dabei ist es wichtig, dass Sie Wasser oder Tee ohne Zucker trinken und den Durst nicht mit Limonaden und süßen Säften löschen.

Die Anzeichen können sich bereits dadurch etwas bessern. Falls Sie noch alte Amalgam-Füllungen im Mund tragen, können Sie auch diese vom Zahnarzt überprüfen und auswechseln lassen. Chronische Kopfschmerzen sind häufig alleine durch diesen kleinen Schritt aus der Welt zu schaffen.

Auch können Sie die Wohnung auf Schimmel untersuchen. Häufig ist in alten Häusern auch noch Dämmwolle mit Chemikalien verbaut oder am Dachboden wurde mit Asbest gearbeitet. Wenn Sie diese schädlichen

Komponenten ausgetauscht haben, kann sich ebenfalls sofortige Besserung zeigen.

Danach können Sie beginnen, sich über Ihre Ernährung Gedanken zu machen. Am besten schreiben Sie sich genau auf, was Sie so den ganzen Tag zu sich nehmen. Führen Sie dieses Tagebuch pingelig genau, am besten über mehrere Tage. Nun analysieren Sie Ihre Ernährung und streichen Sie alle gesunden Lebensmittel grün an. In der Regel werden Sie nun geschockt sein, denn wahrscheinlich ist der gesunde Anteil Ihrer Ernährung schwindend klein. Nun markieren Sie den ungesunden Anteil mit einem roten Stift. Dazu zählen fettes Fleisch, rotes Fleisch, Nudeln, Brot, Gebäck und alles Süße. Der erste Schritt ist nun getan und nun können Sie aktiv angreifen und Ihrem Körper beim Entgiften helfen.

Detox – Kuren

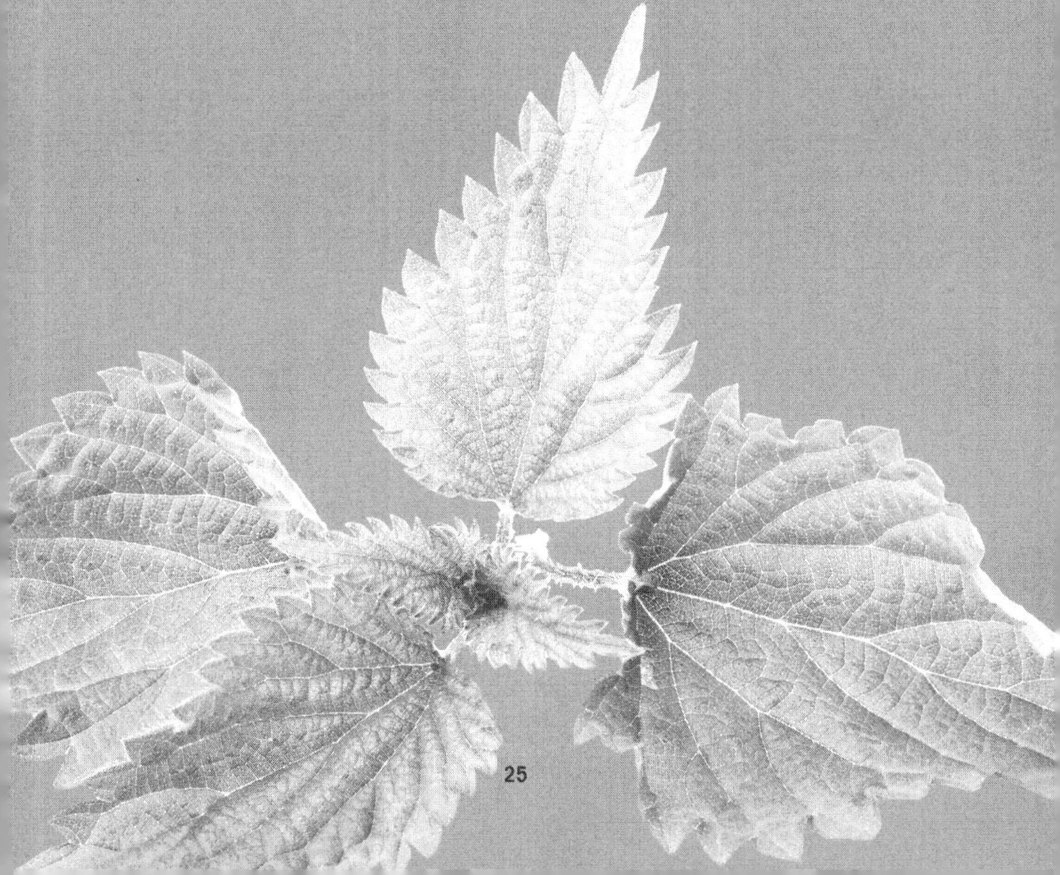

Die Entgiftung beginnt ab dem Moment, ab dem Sie das Problem erkennen und sich darauf sensibilisieren. Denn von nun an werden Sie garantiert achtsamer mit Lebensmitteln umgehen und sich fragen, ob diese für Ihren Körper gut sind. Es gibt zahlreiche Detox-Kuren, die Sie nun beginnen können. Diese bestehen jedoch nicht nur aus gesunder Ernährung, sondern setzen sich komplex zusammen.

Frisches Obst und Gemüse, der Verzicht auf Zucker und Weißmehlprodukte und die Umstellung von Limonaden und Säfte auf Wasser und Tee machen den Anfang. Das Wasser hilft Ihnen dabei, die Giftstoffe quasi aus dem Körper zu schwemmen. Versuchen Sie während der Detox- Kur auch, auf Nikotin, Koffein und Alkohol zu verzichten. Wenn Sie auf Ihre Tasse Kaffee am Morgen nicht verzichten können, dann trinken Sie diesen jedoch schwarz und ohne Zucker. Versuchen Sie Kaffee, Zigaretten und Alkohol auf ein Minimum zu reduzieren.

Sauna, Infrarot, Dampfbäder und heiße Bäder helfen Ihnen ebenfalls beim Entgiften. Ebenso wird bei vielen Detox-Kuren zu Wickeln oder zum Ölziehen geraten. Einläufe und Darmspülungen gehören hier ebenfalls ins Programm. Auch spezielle Atemübungen und Meditation sowie Yoga vervollständigen das Gesamtpaket Entgiften.

Bewegung ist für das Entgiften ebenfalls immens wichtig. Dadurch bleiben Kreislauf und Lymphsystem in Schwung und Gifte können dadurch rascher abtransportiert werden. Vermeiden Sie es also, über mehrere Stunden hindurch zu sitzen. Stehen Sie zwischendurch auf, bereits leichte Gymnastikübungen, Marschieren am Stand und Dehnungsübungen machen den Unterschied.

Zusätzliche Hilfsmittel sind Magnesium und Antioxidantien. Diese können Sie als Nahrungsergänzungsmittel einnehmen. Astaxanthin, OPC, Aronia, Gerstengrassaft, Curcumin, Vitamin C und viele mehr sind Antioxidantien, die Sie bequem als Nahrungsergänzungsmittel erhalten. Auch eine Reinigung der Lymphe, der Leber und der Nieren ist unumgänglich.

Die Lymphreinigung

Das Lymphsystem durchzieht den gesamten Körper. Von den Lymphgefäßen werden Giftstoffe aufgenommen, die von den Zellen ins Zellwasser transportiert werden. Hier werden auch alte Zellstoffe, Bakterien und sogar Krebszellen abgegeben. In den Lymphknoten wird das Zellwasser gefiltert und gereinigt. Die Zellen in den Lymphknoten arbeiten rund um die Uhr, können auf Dauer jedoch auch überlastet werden. Sie können sich das Lymphsystem als körpereigene Kläranlage vorstellen. Ist diese überlastet, können die Giftstoffe nicht mehr ausreichend abtransportiert werden und gelangen so ins Blut. Dies kann ein Auslöser für chronische Krankheiten sein.

Erste Anzeichen dafür sind Cellulite, Wassereinlagerungen in Beinen, Armen, Abdomen und geschwollene Lymphknoten. Nun ist auch das Immunsystem geschwächt und Sie werden anfällig für Erkältungen, fühlen sich schwach und matt, erkranken vielleicht plötzlich an Allergien und schaffen es einfach nicht, abzunehmen.

Um die Lymphe zu reinigen, sollten Sie eine Woche lang vegan leben und auch auf Zucker und Weißmehl verzichten. Am sechsten und siebenten Tag dieser Woche sollten Sie ausschließlich Früchte, Gemüse, Sprossen,

Nüsse und Samen zu sich nehmen. Sonnenblumenkerne, Kürbiskerne, Chia, Leinsamen und Ähnliches sind hier erlaubt.

Danach beginnen Sie mit der Lymphreinigung. Während drei Tagen gibt es nun ausschließlich Wasser und Saft zu trinken. Den Tag starten Sie mit einem großen Glas Wasser. Das Frühstück besteht aus 300 ml Pflaumensaft, den Sie mit dem Saft einer Bio- Zitrone verfeinern. Danach, etwa eine Stunde später, trinken Sie ein Glas Karottensaft oder Selleriesaft, natürlich frisch gepresst und mit dem Saft einer Bio- Zitrone gemischt. Über den Tag verteilt trinken Sie mindestens 2 Liter Wasser und 2 Liter Karotten oder Selleriesaft. Sie sollten sich stündlich abwechselnd jeweils ein Glas davon genehmigen. Dreimal täglich sollten Sie ein Glas Wasser oder Saft mit 1 EL Leinsamen oder Chiasamen, 1 EL Apfelessig naturtrüb oder Kombuchaessig mischen und einmal täglich einen EL Kelp- oder Dulsepulver dazugeben. Kelp oder Dulsenpulver ist Pulver aus Seealgen und unterstützt mit Meeres-Mineralien.

Wenn Sie einen sehr trägen Stuhlgang haben, dann können Sie noch ein zweites Glas Pflaumensaft trinken. Während der Lymph-Kur sollten Sie auch auf ausreichend Bewegung achten. Mindestens eine Stunde Schwimmen, Gehen, Laufen, Yoga oder Gymnastik wären angebracht. Nur so kann auch der Lymphfluss wieder in Gang gebracht werden. Zusätzliche Massagen, Bürstenmassagen, Sauna, heiße Bäder und Meditation oder Entspannungsübungen runden diese Entgiftung ab.

Sie können zu Beginn am ersten Tag unter Kopfschmerz, Schwindel, Übelkeit und sogar Rückenschmerzen leiden. Das legt sich jedoch schnell und bald werden Sie spüren, wie Sie sich energiegeladener fühlen.

Nach diesen drei Tagen Saft-Fasten legen Sie einen Tag ein, an dem Sie nur Obst zum Frühstück, einen Salat zu Mittag und Rohkost oder leicht gedünstetes Gemüse zum Abendessen zu sich nehmen. Diese Reinigung der Lymphe können Sie etwa 4 Mal pro Jahr durchführen.

Die Leberreinigung

Die Leber ist unser wichtigstes Entgiftungsorgan. Wenn die Leber schlappmacht, geht es mit der Gesundheit rasch bergab. Damit die Leber immer wieder ein bisschen entlastet wird, sollten Sie auch dieses Organ immer wieder dabei unterstützen und reinigen.

Achten Sie auf eine basenüberschüssige Ernährung. Reinigen Sie immer wieder Ihren Darm. Neben einer fasernreichen und ballaststoffreichen Ernährung schadet auch ein Einlauf von Zeit zu Zeit nicht. Achten Sie darauf, dass Sie probiotische Lebensmittel, wie probiotische Joghurts, Kimchi und Kombucha konsumieren. Auch Bitterstoffe wirken sich positiv auf die Leber aus. Hier können Sie zu Bitterbasenpulver, Löwenzahnextrakt und bitteren Kräuterelixieren - natürlich ohne Alkohol- greifen.

Kurkuma ist ebenfalls ein Gewürz mit vielen positiven Eigenschaften, auch für die Leber. Nehmen Sie täglich eine Kapsel Kurkuma zu sich. Sie können auch Tee aus Gelbwurzel trinken und Ihre Speisen mit Tumeric würzen. Nicht umsonst spielt Kurkuma eine große Rolle in der Ayurveda- Küche. Mariendistel und Artischocken sind ebenfalls toll für die Leberreinigung geeignet, ebenso

Chili und Knoblauch. Grüner Tee, grünes Blattgemüse, Avocados, Walnüsse und alle Arten von frischen Sprossen sollten ebenfalls am Speiseplan stehen, wenn Sie Ihre Leber unterstützend reinigen möchten.

Versuchen Sie nun, während einer Woche diese Lebensmittel dominierend in Ihren Speiseplan einzubauen. Pro Tag sollten Sie sich einen schönen grünen Smoothie zaubern und einen Salat mit Sprossen und Walnüssen genießen. Zwei Avocados sollten während der Woche gegessen werden und würzen Sie die Speisen ausschließlich mit Kräutern, Chili, Knoblauch, Pfeffer und Kurkuma.

Die Nierenreinigung

Über die Nieren werden die Gifte aus dem Körper ausgeleitet und wenn die Nieren nicht mehr arbeiten, dann wird die Situation lebensbedrohlich. Wenn die Nieren geschwächt sind, kommt es nicht selten zu Blutarmut, Müdigkeit und Leistungsabfall. Die Nieren sind dafür da, die Säuren und Basen zu regulieren, bilden die Vorstufe vom Vitamin D und sorgen für gesunde Knochen. Auch resultiert aus einem Nierenleiden meist ein überhöhter Blutdruck. Dieses kleine und oft unterschätzte Organ ist für eine Vielzahl von Dingen verantwortlich und benötigt daher auch von Zeit zu Zeit Unterstützung, um sich zu reinigen und zu regenerieren.

Zu schwachen Nieren kommt es, wenn Sie sich ungesund ernähren, stark übergewichtig sind und viel zu wenig Wasser trinken. Sie sollten bedenken, dass sich geschädigte Nieren selbst so gut wie gar nicht mehr reparieren lassen.

Trinken Sie daher ausreichend Wasser. Auch am Abend sollten Sie vor dem zu Bett gehen noch ein Glas Wasser trinken - auch auf die Gefahr hin, dass Sie später aufstehen müssen und auf die Toilette tapsen. Trinken Sie einige Glas Wasser mit frischem Zitronensaft verfeinert. Der Zitronensaft hilft dabei Kristalle aufzulösen, die sich durch die Purine gebildet haben. Purine entstehen durch übermäßigen Genuss von Fleisch und Fisch. Meiden Sie Alkohol und Zigaretten und trinken Sie Kräutertee. Die Goldrute, die Bärentraube, die Brennnessel, der Löwenzahn, Birkenblätter und Schachtelhalm sind Kräuter, die der Niere besonders gut tun. Sie können sich aus der Apotheke aus spezielle Mischungen für die Nieren besorgen. Chanca Piedra oder auch unter dem ayurvedischen Namen Bhumyamalaki bekannt hilft dabei Nierensteine zu verhindern und soll sogar bestehende Nierensteine auflösen können. Diese tropische Pflanze wird als Tee oder in Kapselform konsumiert.

Bauen Sie Spargel, Petersilie, sämtliches grünes Gemüse, Vollwertreis, Kresse, Sellerie und Zwiebel in Ihren Speiseplan ein. Zusätzlich sollten Sie täglich etwa 40 Gramm Kürbiskerne genießen. Weiter gilt es auf Zucker zu verzichten und sehr, sehr sparsam zu salzen. Halten Sie die Nieren warm und achten Sie darauf, dass der Körper nicht übersäuert.

Eine Detox Kur ist somit immer mehr als nur eine Diät. Es ist eher ein ganzheitliches Programm, welches sich aus dem Entgiften, der Ernährung und anderen Komponenten zusammensetzt. Bei den meisten Detox - Diäten, die Sie in Büchern und im Internet finden, liegt der Schwerpunkt auf der Verbindung zwischen entgiften und abnehmen. Darauf wollen wir im nächsten Kapitel etwas genauer eingehen.

Detox und abnehmen

Auch wenn das Abnehmen beim Entgiften nicht im Vordergrund steht, so ist es unweigerlich, dass bei einer gesünderen Ernährung auch die Pfunde purzeln. Alleine der Verzicht auf Zucker und fettes Fleisch kann bei vielen schon erstaunliche Ergebnisse zeigen. Während der Detox Diäten werden auch die Kalorien reduziert, Sie ernähren sich hauptsächlich basisch und fleischarm und Obst und Gemüse, sowie Suppen und Smoothies dominieren den Speiseplan.

Das Wichtigste ist jedoch, dass Sie während der Kur dem Körper etwas Gutes tun und ihn von Giftstoffen und Schlacken befreien. Egal welche Art von Detox-Kur Sie auch verfolgen, es gibt einige sehr wichtige Richtlinien, an die Sie sich unbedingt halten müssen.

Limonaden und gezuckerte Säfte, sowie Alkohol sind absolut tabu und auch auf Kaffee sollten Sie verzichten. Zudem ist es wichtig, dass Sie jeden Tag für ausreichend Bewegung sorgen. Sie sollten jedoch während der Fasten-Phase von Hochleistungssport absehen. Das bedeutet, joggen und spazieren ist okay, Marathon laufen jedoch nicht. Zudem sollten Sie darauf Wert legen, viel Zeit an der frischen Luft zu verbringen.

Während unserer Detox- Diät sollten Sie auch ausreichend schlafen. Das bedeutet, wenn eine Woche mit vielen Partys und Feiern ansteht, dann sollten Sie diese Kur am besten um eine Woche verschieben. Der gute und gesunde Schlaf trägt maßgeblich zum Erfolg der Diät bei. Einem Besuch im Spa, bei der Massage und bei der Wellness ist nichts entgegenzusetzen. Verwöhnen Sie Ihren Körper. Yoga und Meditation, Tanz und Gymnastik sind ein tolles Rahmenprogramm. Wenn es bei Ihnen im Ort keine Angebote für Yoga und Ähnliches gibt, oder Sie keinen Kurs besuchen möchten, im Internet finden Sie zahlreiche tolle Anleitungen. Sehr zu empfehlen sind für eine Detox- Diät auch das Bollywood Dance Aerobic Programm, das Sie ebenfalls unkompliziert auf YouTube finden können.

Wichtig ist, dass Sie es auch nach dieser Detox- Kur wieder langsam angehen lassen. Der Körper war nun eine Weile an kleine Portionen und leichte, zum Großteil flüssige Mahlzeiten gewohnt. Sie müssen ihn nun Schritt für Schritt zurück führen. Überfordern Sie Ihren Magen nicht sofort wieder, auch wenn Sie immensen Appetit auf Schweinebraten und Co hätten. Beginnen Sie mit Salaten und Gemüsegerichten und achten Sie darauf, dass die Speisen nicht zu fett sind. Es könnt sein, dass es nach der Diät ansonsten zu unangenehmem Völlegefühl und starker Übelkeit kommt.

Sie sollten eine Detox- Kur jedoch nie als eine Diät zum Gewichtreduzieren betrachten. Auch wenn Sie dabei sehr schnell Kilos verlieren können, so handelt es sich hier vorwiegend um Wasser und Giftstoffe, die ausgeschwemmt werden. Natürlich bauen Sie auch Fett ab, doch für eine langfristige Gewichtsreduktion ohne Jo-Jo-Effekt eignen sich Low Carb- Diäten oder Intervall- Diäten weitaus besser. Mit der Detox- Diät tun Sie Ihrem Körper Gutes und unterstützen Ihre Gesundheit. Viele sogenannte Wohlstandskrankheiten können durch regelmäßige Detox- Kuren vermieden werden.

Eine große Besonderheit der Detox- Diät ist, dass Sie mit dieser Kur zum Beispiel Cellulite ganz effektiv bekämpfen können. Kein Wunder also, dass viele besonders vor dem Sommerurlaub gerne noch ein paar Tage Detoxing einlegen. Das Phänomen entsteht dadurch, dass Sie quasi Ihre

Fettzellen auswaschen und mit den Giften auch die unschönen Dellen, die sich in Ihrem Gewebe eingelagert haben, ausschwemmen. Auch wird die Haut frischer und rosiger und Sie gehen entspannt in den Urlaub. Zudem können Sie im Anschluss an das Detoxing- Programm noch gut und gerne einige Tage Ruhe und Erholung benötigen.

Neben den speziellen Möglichkeiten zum Entgiften gibt es auch unterschiedliche Varianten der Detox- Kuren. Wir haben in diesem Buch einen gemischten Diätplan erstellt, aber auch Rezepte für Salate, Suppen, Smoothies und Gemüsegerichte vorbereitet. So haben Sie auch die Möglichkeit, sich Ihren individuellen Diätplan zu erstellen.

Sie können mit Säften und Smoothies entschlacken. Während dieser Tage, am besten zwischen 3 und 5, trinken Sie ausschließlich 2 Liter Säfte und Smoothies und dieselbe Menge an Wasser und Kräutertee.

Genauso gut können Sie mit Salaten, Suppen oder Gemüsegerichten entgiften. Diese Diäten können Sie eine oder mehrere Wochen durchziehen. Diese Varianten sind auch einfacher durchzuhalten und Sie werden garantiert ausreichend mit Vitaminen und Vitalstoffen versorgt. Dies ist ein weiterer großer Vorteil, den eine Detox- Diät gegenüber anderen Diäten mit sich bringt. Gerade die sogenannten Crash- Diäten, die zwar einen sehr raschen und effektiven Gewichtsverlust in kurzer Zeit versprechen, sind sehr einseitig aufgebaut und es kommt nicht selten zu Mangelerscheinungen. Zudem ist auch der Jo-Jo-Effekt nach einer Crash- Diät so gut wie vorprogrammiert.

Natürlich bedeutet jede Diät Verzicht. Sie sollten wirklich versuchen, so gut es geht, auch auf Fleisch zu verzichten. Wenn es gar nicht anders geht, greifen Sie zu magerem Hühnchen ohne Haut oder Sie lassen sich ein gutes Stück Fisch schmecken. Achten Sie bei Fisch und Fleisch aber besonders gezielt auf die Herkunft und die Qualität. Denken Sie immer daran, dass gerade Fisch häufig mit Schwermetallen belastet ist.

Zudem sollte auch Ihre innere Einstellung zur Detox- Kur stimmen. Sehen Sie diese Diät als Frühjahrsputz für den Körper und versuchen Sie, Körper, Geist und Seele positiv zu stimmen.

Wann wäre eine gute Zeit für eine Detox- Diät?

Sobald Sie sich schlapp und matt fühlen, ist dies ein Anzeichen, dass der Körper überlastet ist und nach Hilfe ruft. Dies ist ein guter Zeitpunkt, um ihn durch eine Entgiftung wieder fit zu bekommen. Detox- Kuren sind auch der Hit nach einer anstrengenden Ballsaison oder dem Karneval, wenn Sie etwas zu ausgiebig gefeiert haben. So können Sie die Spuren, die zu viel Alkohol und Nikotin und zu wenig Schlaf hinterlassen haben, sehr effektiv wieder verschwinden lassen.

Auch nach einer Krankheit ist eine Detox- Kur sehr zu empfehlen. Hier sollten Sie jedoch unbedingt mit Ihrem Hausarzt über Ihr Vorhaben sprechen. Sinn und Zweck wäre es hier, dass Sie Ihren Körper von den Spuren und Ablagerungen der Medikamente befreien, die Sie während der Krankheit eingenommen haben.

Auch wenn Sie mit einer Sucht abgeschlossen haben, ist Detoxing eine tolle Möglichkeit, den Körper zu reinigen. Spuren von Drogen und Alkohol werden so ausgeschwemmt, aber auch andere Süchte wie Spielsucht oder Kaufsucht vergiften unseren Körper und Detoxing kann hier eine tolle Therapie sein.

Vielleicht haben Sie zu Beginn Bedenken, dass Sie während dieser Diät sehr häufig unter Hunger leiden müssen. Diese Angst kann Ihnen in gewissem Grade genommen werden, denn durch die hohe Dichte an Vitaminen, Mineralstoffen, Ballaststoffen und Spurenelementen ist der Körper so optimal versorgt, dass Hunger kaum aufkommt. Natürlich werden Sie auch während dieser Diät immer wieder an Kuchen und Co denken, das liegt jedoch meist rein an der mentalen Einstellung. Dadurch, dass Sie während der Detox- Kur auch sehr viel trinken, meist die doppelte Menge des gewohnten Tagesumsatzes, wird der Hunger auch toll unter Kontrolle gehalten.

Ein weiterer Vorteil einer Detox- Diät ist, dass Sie hier viel Spielraum haben. Sie können sich die einzelnen Mahlzeiten mehr oder weniger individuell gestalten, solange Sie sich an den Rahmen halten. Das bedeutet, wenn Sie heute Lust auf Karottensaft haben, dann genießen Sie diesen, egal ob im Plan eigentlich an diesem Tag Selleriesaft steht. Sie sind auch nicht an eine einzige Obstsorte oder Sprossensorte gebunden. Verwenden Sie Nüsse und Samen je nach Lust und Verfügbarkeit. Greifen Sie zu Gemüse, das nach Saison am Markt verfügbar ist. So können Sie auch problemlos alle Reste aus dem Kühlschrank aufbrauchen. Bei vielen Diäten ist es so, dass Sie teure Produkte kaufen müssen und diese nur zu einem gewissen Teil verwenden. Nach einem Jahr landen Pulver und Co im Abfall, die verlorenen Pfunde sind längst wieder zurück, nur das Geld ist verloren. Eine Detox- Diät dagegen ist kostengünstig und Sie verwenden lediglich herkömmliche Lebensmittel, die am Markt oder sogar im eigenen Garten verfügbar sind. Ein selbst gepresster Saft oder ein lecker gemixter Smoothie sind somit auch im Aspekt der Nachhaltigkeit immer industriell hergestellten Shakes und Drinks vorzuziehen.

Tipps und Rezepte

für die Detox-Fasten-Phase

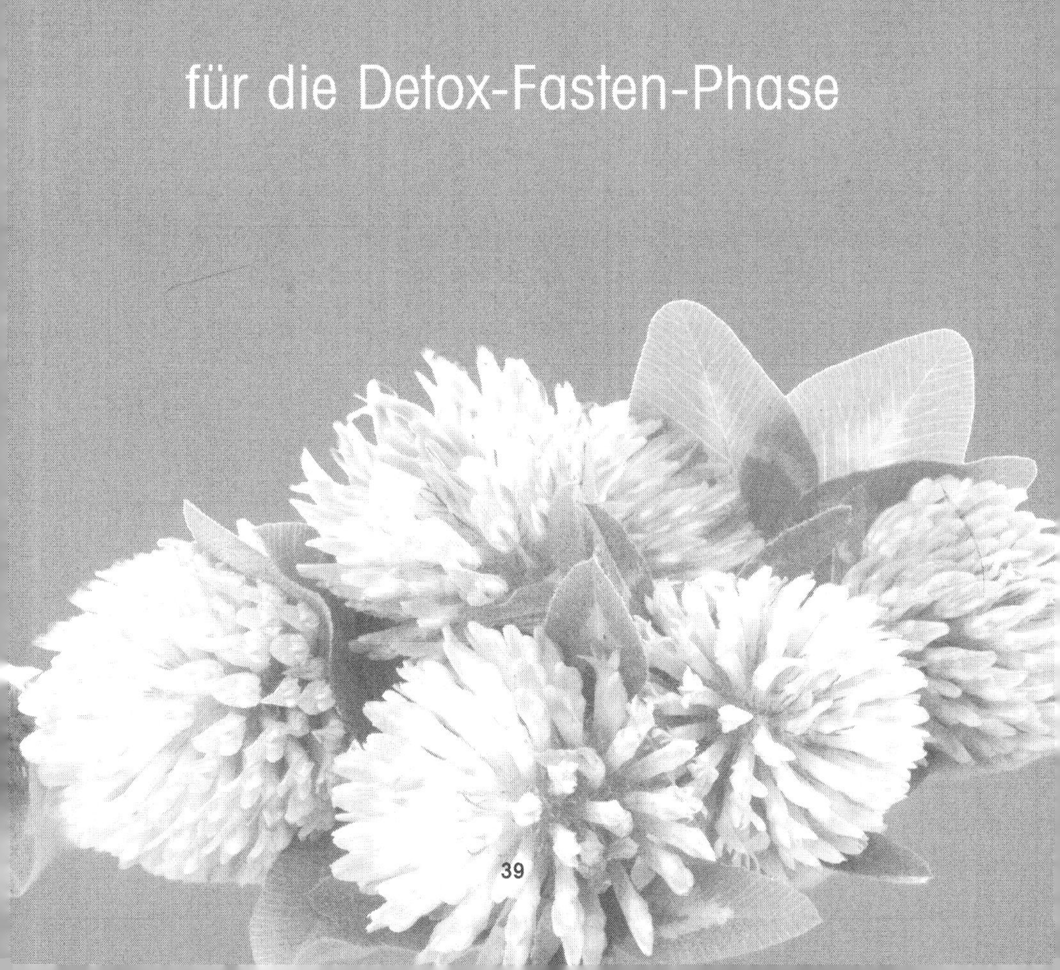

Wenn sich der kleine Appetit zwischendurch meldet: trinken Sie. Oder gehen Sie raus an die frische Luft und atmen Sie tief ein und aus. Bewegung vertreibt Heißhunger auf Süßes meist ganz wunderbar.

Gehen Sie auf den Markt und lassen Sie sich von den bunten Obst- und Gemüsesorten inspirieren. So haben Sie gleichzeitig Bewegung und erhalten qualitativ hochwertiges Obst und Gemüse. Suchen Sie nach Bauernmärkten, Bio-Läden oder Ab-Hof-Verkäufen.

Auch wenn Diät- Limonaden keine Kalorien haben und bei vielen Diäten erlaubt sind, so sind Sie bei der Detox- Kur ein absolutes No-go. Generell sollten Sie aufhören, diese Diät- Limonaden zu trinken. Der verwendete künstliche Süßstoff ist pures Gift und schadet dem Körper mehr als er gut tut. Ob Zucker oder künstlicher Süßstoff, es ist beides schlecht.

Wenn Sie Probleme mit dem Wassertrinken haben, dann ist das natürlich schlecht, denn jede Detox- Kur ist darauf aufgebaut, dass Sie ausreichend trinken. Nur müssen Sie nicht sofort verzweifeln, auch wenn Sie schon alle Teesorten durchhaben und einfach nichts mehr trinken möchten. Das Zauberwort heißt Infused Water. Dabei handelt es sich um aromatisiertes Wasser. Dieses können Sie ganz simple zu Hause herstellen und es hat auch nur minimal Kalorien, dafür ganz viel Geschmack. Zudem kann das aromatisierte Wasser auch den Stoffwechseln anregen und je nach verwendete Produkte andere positive Eigenschaften aufweisen. Wir haben Ihnen nun eine kleine Liste an Infused Water erstellt, damit Sie ordentlich Abwechslung in Ihre Detox Diät bringen können. Das aromatisierte Wasser ist jedoch nicht nur während der Diät empfehlenswert. Sie sollten versuchen auf Dauer von Säften und Limonaden auf dieses aromatische und natürliche Wasser umzusteigen.

Infused Waters - aromatisierte Wässerchen

INGWERWASSER

Nehmen Sie einen Krug Wasser und geben Sie einige Scheiben frischen Ingwer hinzu. Lassen Sie das Wasser für etwa 2 Stunden durchziehen, bevor Sie es genießen. Dieses Wasser ist sehr erfrischend und anregend. Es hat eine leichte Schärfe und diese ist dafür verantwortlich, dass der Stoffwechsel angekurbelt wird. Ingwer ist sehr gesund, wirkt antibakteriell und hat tolle Eigenschaften für eine gesunde Darmflora. Zudem enthält Ingwer viel Vitamin C, Magnesium, Eisen, Kalzium, Kalium, Natrium und Phosphor. Durchblutung und Kreislauf werden angeregt, die Verdauung wird stimuliert, ebenso die Bildung von Speichel, Gallensaft und Magensaft. Verwenden Sie Ingwer immer mit der Schale. Dazu einfach zuvor die Wurzel ordentlich abwaschen oder mit einer kleinen Bürste abschrubben. Sie können auch den täglichen Tee mit einer Scheibe Ingwer verfeinern. Ein Tipp für alle, die unter der Reisekrankheit leiden: Ingwer hilft gegen Übelkeit. Wenn Sie also weitere Strecken mit dem Auto, dem Bus oder der Bahn fahren, sollten Sie eine Trinkflasche mit Ingwerwasser bei sich haben.

ZITRONENWASSER

Auch hier nehmen Sie wieder einen großen Krug Wasser und geben einige Scheiben Zitrone hinein. Kurz ziehen lassen und genießen. Achten Sie darauf, dass Sie lediglich Zitronen aus kontrolliert biologischem Anbau verwenden. Sie wollen doch keine Giftstoffe in Ihr aromatisiertes Wasser bringen. Zitronen enthalten viel Vitamin C und haben eine antioxidative Wirkung. Sie sind antibakteriell, wirken entzündungshemmend und fördern die Verdauung. Zudem gelten Zitronen als Fett lösend und Fett abbauend. Wenn Sie den Kreislauf etwas mehr ankurbeln möchten, fügen Sie dem Wasser eine Prise Cayenne Pfeffer oder eine leicht zerdrückte Chilischote hinzu. Dadurch kommt der Wirkstoff Capsaicin in Ihr Infused Water. Dieser regt die Durchblutung an, hilft bei der Fettverbrennung und auch dabei, Gifte und Schlacken aus dem Körper abzutransportieren. Capsaicin ist zudem ein natürlicher Schutz für die Leber.

AROMATISIERTES WASSER MIT FRISCHEN KRÄUTERN

Auch hier ist das Ausgangsprodukt der Krug Wasser. Nun können Sie in den Garten gehen und sämtliche Kräuter verwenden, die sich bieten. Petersilie hat eine sowohl heilende als auch entgiftende Wirkung. Sie regt die Blase und die Nieren an und spült die Harnwege durch, während Sie diese desinfiziert. Das enthaltene Mangan hilft der Leber beim Entgiften und zudem ist Petersilie ein kleiner Appetit-Hemmer. Einfach einen halben

Bund Petersilie waschen, in das Wasser geben und für etwa 2 Stunden durchziehen lassen. Dieses und andere aromatisierte Wässerchen können Sie bis zu zwei Mal wieder auffüllen.

Koriander ist bekannt dafür, dass er beim Entgiften von Schwermetallen, vorwiegend aus dem Gehirn, dem zentralen Nervensystem und dem Körpergewebe, hilft. Koriander hat einen sehr aromatischen Geschmack und wirkt ebenfalls als Appetitzügler.

Basilikum ist ein sehr aromatisches Kraut und in den unterschiedlichsten Varianten erhältlich. Alleine mit unterschiedlichen Basilikumsorten können Sie immer wieder neue Geschmacksrichtungen zaubern. Er ist beruhigend, entzündungshemmend und hilft gegen Gelenksschmerzen. Basilikum wirkt sich positiv auf den Magen aus und enthält viel Vitamin K, Calcium, Eisen und Betacarotin.

Thymian hat ein würziges und leicht herbes Aroma. Die leichten Bitterstoffe helfen optimal beim Entgiften. Das Kraut enthält viele ätherische Öle, die entzündungshemmend sind und wunderbar Bakterien und Viren bekämpfen.

Rosmarin punktet ebenfalls mit dem würzigen Aroma und den ätherischen Ölen. Rosmarin hilft gegen Blähungen und kann einem Völlegefühl entgegenwirken. Sie können natürlich auch alle anderen Kräuter wie Melisse, Minzen, Löwenzahn, Kapuzinerkresse, Spitzwegerich und viele mehr verwenden. Der Fantasie sind keine Grenzen gesetzt. Waschen Sie die Kräuter im Vorfeld gut ab und achten Sie natürlich auf die Herkunft, es sollen hier ausschließlich ungespritzte Kräuter aus natürlichem Anbau verwendet werden.

Sie können das aromatisierte Kräuterwasser auch mit Ingwer und Zitronen nach Belieben kombinieren. Sorgen Sie einfach für Abwechslung, dann bekommen Sie auch keine Probleme mit dem Trinken.

AROMATISIERTES WASSER MIT BEEREN

Bei diesem aromatisierten Wasser kommt eine Hand voll Beeren in den Krug. Sie können sämtliche Beeren der Saison verwenden. Auch zu TK-Früchten dürfen Sie greifen, sofern diese ohne Zuckerzusatz eingefroren wurden. Drücken Sie die Beeren leicht mit einer Gabel an und gießen Sie mit Wasser auf. Wunderbar sind natürlich Cranberries, die zum absoluten Superfood zählen. Doch alle Beeren sind reich an Antioxidantien, Vitaminen, Mineralien und sekundären Pflanzenstoffen. Zudem sorgen Sie für ein dezentes, süßliches Aroma und machen das Fasten etwas einfacher.

AROMATISIERTES WASSER MIT ANANAS

Wie gewohnt den Krug mit Wasser füllen und eine Scheibe Ananas hineingeben. Hier sollten Sie unbedingt eine frische Ananas verwenden, da Dosenfrüchte immer mit viel Zucker eingelegt werden. Die Ananas verführt mit einem süß-säuerlichen, exotischen Aroma. Diese Frucht hilft mit ihren Enzymen bei der Fettverbrennung und kurbelt den Stoffwechsel an.

AROMATISIERTES WASSER MIT STAUDENSELLERIE

Nehmen Sie eine Stange Staudensellerie und brechen oder schneiden Sie diese in drei bis vier Teile. Geben Sie diese in einen Krug und füllen Sie diesen mit Wasser voll. Lassen Sie das Wasser etwa zwei Stunden durchziehen, bevor Sie es genießen. Staudensellerie wirkt entwässernd und entgiftend und vertreibt Heißhunger auf Süßes. Mit seinem aromatischen Aroma sättigt Staudensellerie wunderbar. Gerne wird Staudensellerie auch mit einigen Scheiben Gurken, etwas Koriander und einer Scheibe Zitronensaft kombiniert. Dies ist das vielleicht beliebteste aromatisierte Wasser zum Entgiften.

VERSCHIEDENSTE AROMATISIERTE WASSER

Ob Blutorange, Apfel oder Kiwi, Birne, Granatapfel, Pfefferkörner oder Melonen - Sie können das Wasser verfeinern, womit Sie immer möchten. Achten Sie natürlich auch hier auf erstklassige Bio- Qualität und ungespritzte Ware. Trinken Sie pro Tag bis zu 4 Liter, mit diesen aromatisierten Wässerchen wird es Ihnen garantiert merklich leichter fallen.

Langfristiges Entgiften

Langfristiges Entgiften funktioniert nur, wenn Sie langfristige Störfaktoren eliminieren. Verabschieden Sie sich von giftigen Zahnfüllungen, Shampoos, Zahncremen und Kosmetika. Verwenden Sie zum Kochen saubere Nahrungsmittel, das sogenannte clean Food und streichen Sie schädliche Lebensmittel komplett. Legen Sie von Zeit zu Zeit einige Detox- Tage ein und entgiften Sie mindestens einmal pro Jahr Ihre inneren Organe. Laut Studien ist dies auch die Basis für ein wirklich gesundes Leben und gefährliche Herz -Kreislauf-krankheiten, Allergien, Hautkrankheiten, Migräne bis hin zu Krebs können minimiert werden.

Detox-
Nahrungsmittel

Durch unsere Rezepte haben Sie schon eine Vielzahl der beliebtesten Detox- Lebensmittel kennengelernt. Das Wichtigste in dieser Liste ist Wasser - vergessen Sie das nie. Wasser sollte Sie jeden Tag begleiten. Auch grüner Tee ist eine schöne Alternative zu Limonaden. Frisches Obst muss ebenfalls jeden Tag auf dem Speiseplan landen. Entweder pur oder in Smoothies, Säften oder Salaten. Dabei führen Zitrusfrüchte die Liste an und ohne Zitronen und Orangen geht gar nichts. Goji Beeren sollten Sie sich besorgen und ebenfalls Frühstück und Salate mit dem Super-Food aufpeppen. Diese Wunderbeeren enthalten sekundäre Pflanzenstoffe und viele Antioxidantien, sowie Vitamin C und Beta-Carotin. Auf keinen Fall sollten Sie auf frisches, knackiges Gemüse vergessen. Blattsalate, grüne Salate und rote Salate mit vielen Bitterstoffen sind hier absolut top. Nüsse, Kerne und Samen reihen sich auch in die Liste der Detox- Nahrungsmittel ein. Auch mit diesen können Sie Smoothies, Suppen, Salate und Gemüsegerichte verfeinern. Bei den Ölen sollten Sie zu naturbelassenen Ölen greifen. Hier sind Oliven-, Walnuss-, Hanf-, Lein-, Raps- oder Kokosöl zu bevorzugen. Diese sind nicht nur gesund, sondern auch besonders aromatisch. Avocados sind Allrounder, die Sie durch den Tag begleiten und fit und gesund halten. Ob gegrillt, als Creme, süß oder pikant, die grünen Kraftpakete sind der absolute Hit. Nachdem Sie mit Salz mehr als sparsam umgehen müssen, werden sämtliche Speisen mit frischen Kräutern gewürzt. Lassen Sie sich überraschen, wie viel Aroma Sie mit Kräutern wie Basilikum, Thymian, Kresse, Rosmarin, Liebstöckel und Co in Ihre Gerichte zaubern. Ebenfalls eine Detox- Geheimwaffe und ein tolles und aromatisches Gewürz ist Ingwer. Er bringt Schärfe und ist leicht säuerlich. Knoblauch ist mehr als nur ein Gewürz. Diese antibakterielle Knolle wirkt entgiftend und verleiht Ihren Speisen richtig viel Pepp.

3 Tage Detox

Kur mit leckeren Rezepten für früh, mittags und abends

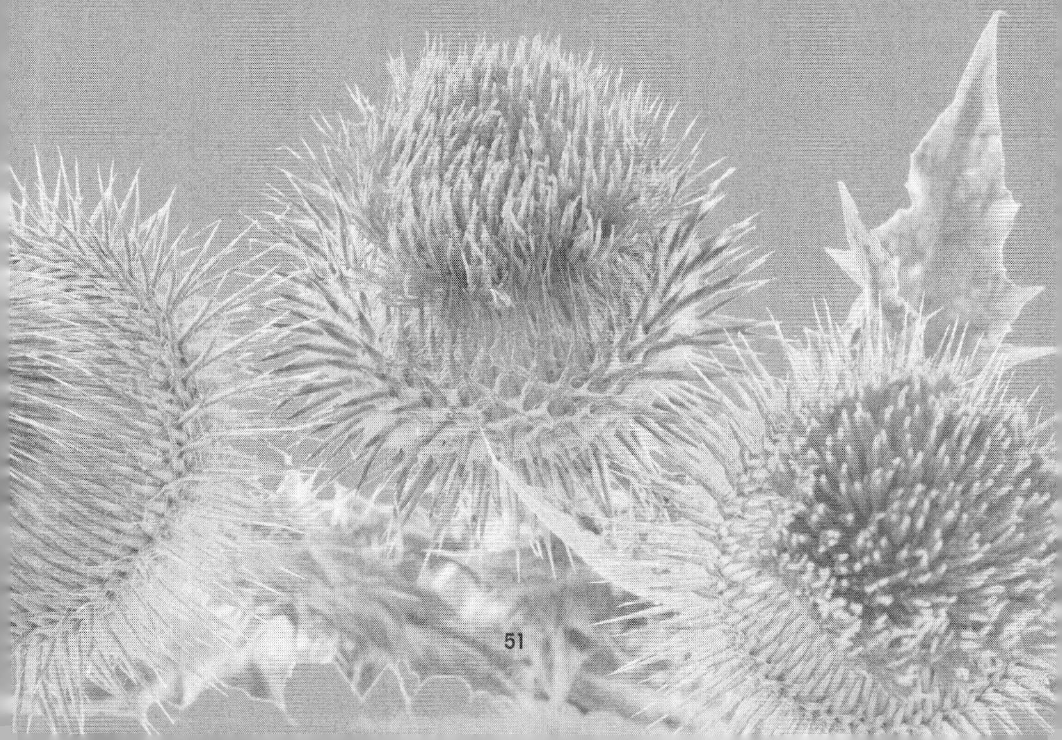

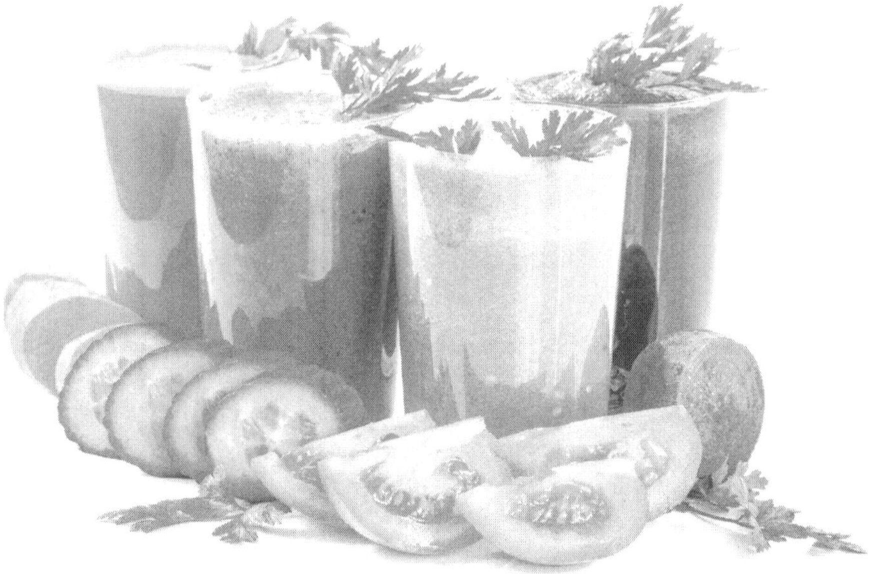

Diese 3 Tageskur zum Entgiften ist perfekt für alle Einsteiger und für drei leichte Tage zwischendurch. Sie lässt sich perfekt durchhalten, weil sie nicht auf reines Saftfasten oder eine reine Diät-Variante aufgebaut ist, und die Rezepte wirklich lecker schmecken. Zudem lassen sich die Mahlzeiten im Handumdrehen zaubern und so die Diät perfekt in den Alltag integrieren, auch wenn Sie berufstätig sind.

1. Tag:

Frühstück

GRANNY SMITH SMOOTHIE

Zutaten für eine Portion

- *5 mm Ingwer frisch*
- *1 Granny Smith Apfel*
- *150 ml grüner Tee kalt*
- *1 TL Tahini Sesam Paste*
- *1 EL Apfelessig oder Kombuchaessig*

Zubereitung:

Vom Ingwer mit einem Löffel die Schale abkratzen. Den Apfel vierteln und das Kerngehäuse entfernen. Alle Zutaten in einen Mixer geben und pürieren, direkt in ein Glas gießen und genießen. Sie können den Smoothie auch mit zur Arbeit nehmen und später trinken. Dann jedoch vor Genuss gut schütteln.

1. Tag:

Mittagessen

SALAT MIT KÜRBISKERNEN

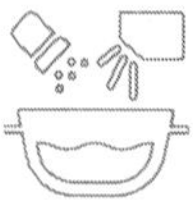

Zutaten für eine Portion

- *40 Gramm Kopfsalat*
- *20 Gramm Rucola*
- *3 Datteltomaten*
- *1 Lauchzwiebel*
- *2 EL Kombucha- Essig*
- *1 EL Olivenöl*
- *Himalaya Steinsalz*
- *Pfeffer*
- *15 Gramm Kürbiskerne geröstet*

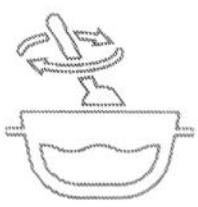

Zubereitung:

Kopfsalat und Rucola in mundgerechte Stücke schneiden. Die Datteltomaten in Scheiben, die Lauchzwiebel in dünne Ringe schneiden. Den Kombuchaessig mit dem Olivenöl, Salz und Pfeffer verrühren. Die Salate mit den Datteltomaten und den Lauchzwiebeln vermischen. Alles mit dem Dressing marinieren. Anrichten und mit den Kürbiskernen bestreuen. Sie können auch Sesamkerne, Pinienkerne oder diverse Nüsse verwenden.

1. Tag:

Abendessen

SUPPE MIT INGWER, TOPINAMBUR UND KORIANDER

Zutaten für eine Portion

- *1 Schalotte*
- *1 Zehe Knoblauch*
- *1/2 TL Ingwer gerieben*
- *1/2 TL Butter*
- *1 EL Apfelessig*
- *200 ml Gemüsebrühe*
- *100 Gramm Topinambur*
- *eine Messerspitze Koriandersamen gemahlen*
- *Himalaya Steinsalz*
- *Pfeffer*
- *eine Prise Muskatnuss*
- *10 Gramm Koriander*

Zubereitung:

Die Schalotte und den Knoblauch klein hacken und mit dem Ingwer in Butter glasig anschwitzen, jedoch nicht länger als für 2 Minuten rösten, mit dem Apfelessig ablöschen und mit der Gemüsebrühe aufgießen. Topinambur schälen und klein würfeln, Koriandersamen hinzufügen und für 15 Minuten bei geringer Hitze weichkochen, mit Salz, Pfeffer und Muskatnuss abschmecken, Koriander dazugeben und pürieren. Wenn Sie in der Suppe lieber Stücke haben, müssen Sie diese nicht pürieren.

2. Tag:

Frühstück

OBSTSALAT

Zutaten für eine Portion

- *1 Maracuja*
- *1 TL Limettensaft*
- *1/4 Apfel*
- *30 Gramm Papaya*
- *1 Kiwi*
- *2 Erdbeeren*
- *1 TL Koriander gehackt*

Zubereitung:

Die Maracuja halbieren, das Fruchtfleisch mit einem Teelöffel herauskratzen und mit dem Limettensaft pürieren. Beim Apfel und der Papaya die Kerne entfernen und beide klein schneiden. Die Kiwi schälen, in halbierte Scheiben schneiden und die Erdbeeren vierteln. Die Früchte mit dem Maracujapüree und dem Koriander vermischen und für 10 Minuten marinieren lassen, bevor Sie ihn genießen. Auch dieses Frühstück eignet sich toll, um als spätes Frühstück in der Arbeit verspeist zu werden.

2. Tag:

Mittagessen

CHILI-BANANEN-SMOOTHIE

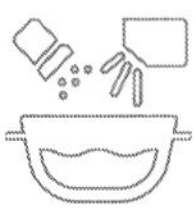

Zutaten für eine Portion

- *1 reife Banane*
- *einen halben kleinen Chili*
- *150 ml Orangentee kalt*
- *3 Blätter Basilikum*
- *1 EL Mandeln gerötet*
- *eine Messerspitze Orangenabrieb einer unbehandelten Frucht*
- *eine kleine Prise Himalaya Steinsalz*

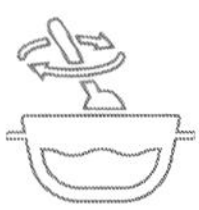

Zubereitung:

Die Banane schälen und in Stücken schneiden. Alle Zutaten in einen Mixer geben und fein pürieren.

2. Tag:

Abendessen

SELLERIESUPPE

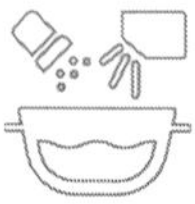

Zutaten für eine Portion

- *1 Schalotte*
- *100 Gramm Sellerie geschält*
- *1 TL Walnussöl*
- *20 ml Apfelsaft naturtrüb ohne Zuckerzusatz*
- *200 ml Gemüsebrühe*
- *eine Prise Kreuzkümmel gemahlen*
- *Salz*
- *eine Messerspitze Cayennepfeffer*
- *1 TL Schnittlauchringe zum Garnieren*

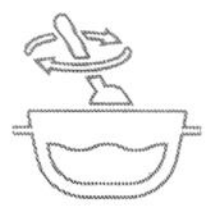

Zubereitung:

Die Schalotte und den Sellerie klein scheiden, zusammen mit dem Walnussöl in einen kalten Topf geben und bei mittlerer Hitze hell anschwitzen, mit Apfelsaft ablöschen und mit Gemüsebrühe aufgießen, mit Kreuzkümmel, Salz und Cayennepfeffer würzen. Für etwa 15 Minuten weich kochen.

3. Tag:

Frühstück

FRÜHSTÜCKSBREI

Zutaten für eine Portion

- *40 Gramm Hirse*
- *10 Gramm Weizenkleie*
- *160 ml Mandelmilch*
- *eine Messerspitze Zimt gemahlen*
- *eine Messerspitze Koriandersamen gemahlen*
- *1 kleine Birne*
- *1 EL Ahornsirup*

Zubereitung:

Die Hirse mit der Weizenkleie, der Mandelmilch, Zimt und Koriandersamen in einen Topf geben. Die Birne schälen, entkernen und grob raspeln. Einmal aufkochen und bei geringer Hitze für 10 Minuten köcheln lassen. Beim Anrichten mit Ahornsirup garnieren.

3. Tag:

Mittagessen

GEMÜSESUPPE

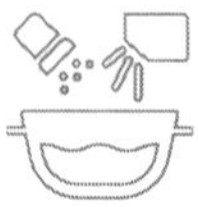

Zutaten für eine Portion

- *1 Zehe Knoblauch*
- *eine Messerspitze gelbes Currypulver*
- *1/2 TL Kokosöl*
- *200 ml Gemüsebrühe*
- *30 Gramm Karotte*
- *30 Gramm Kohlrabi*
- *30 Gramm Brechbohnen*
- *ein halbes Lorbeerblatt*
- *eine Prise Nelkenpulver*
- *Himalaya Steinsalz*
- *Pfeffer*
- *eine Prise Muskatnuss*
- *1 TL Petersilie gehackt zum Garnieren*

Zubereitung:

Den Knoblauch fein hacken und mit dem Currypulver im Kokosöl leicht anrösten, mit der Gemüsebrühe auffüllen. Karotte und Kohlrabi schälen und in 1 cm Würfel schneiden, mit den Brechbohnen, dem Lorbeerblatt und dem Nelkenpulver in die Brühe geben, bei mittlerer Hitze für 8 Minuten köcheln. Mit Salz, Pfeffer und Muskatnuss abschmecken und mit Petersilie garnieren.

3. Tag:

Abendessen

SAUERKRAUT SÜSSSAUER

Zutaten für eine Portion

- *1/2 rote Zwiebel*
- *1 TL Rapsöl*
- *1 EL Honig*
- *2 EL Apfelessig*
- *150 Gramm Sauerkraut*
- *100 Gramm passierte Tomaten*
- *50 Gramm Weintrauben*
- *1/2 TL frischer Zitronenthymian*
- *Himalaya Steinsalz*
- *Pfeffer*
- *1 EL Walnüsse*

Zubereitung:

Die Zwiebel schälen, in dünne Streifen schneiden, im Rapsöl goldbraun anschwitzen, Honig dazu geben und leicht karamellisieren lassen, mit dem Apfelessig ablöschen, Sauerkraut und passierte Tomaten auffüllen, für 10 Minuten bei geringer Hitze mit Deckel köcheln. Die Weintrauben halbieren und die Kerne entfernen. Die Trauben und den Zitronenthymian für 3 Minuten mitkochen. Mit Salz und Pfeffer abschmecken. Die Walnüsse in einer Pfanne ohne Fett anrösten und das Sauerkraut damit bestreuen.

Wir wünschen Ihnen gutes Gelingen bei den ersten drei Tagen. Später können Sie die Smoothies und Suppen beliebig durch die Rezepte aus den folgenden Kapiteln ersetzen. Sie müssen bei dieser Diät keine Kalorien zählen und daher auch nicht darauf achten - aus dem einen Grund: Es handelt sich hier um keine Diät, sondern um ein ganzheitliches Programm für die Gesundheit, bei welchem Entgiften und Entschlacken im Vordergrund stehen. Auch die Rezepte für Salate, Gemüse und Frühstück sind dazu da, dass Sie sich Ihre eignen und individuellen Ernährungspläne kreieren. Das Wichtigste ist nämlich, dass Sie die Gerichte lieben. Es hat keinen Sinn, wenn Sie sich mit Speisen quälen, die Ihnen so absolut nicht schmecken. Wenn Sie eine Abneigung gegen Sellerie haben, dann lassen Sie diesen weg.

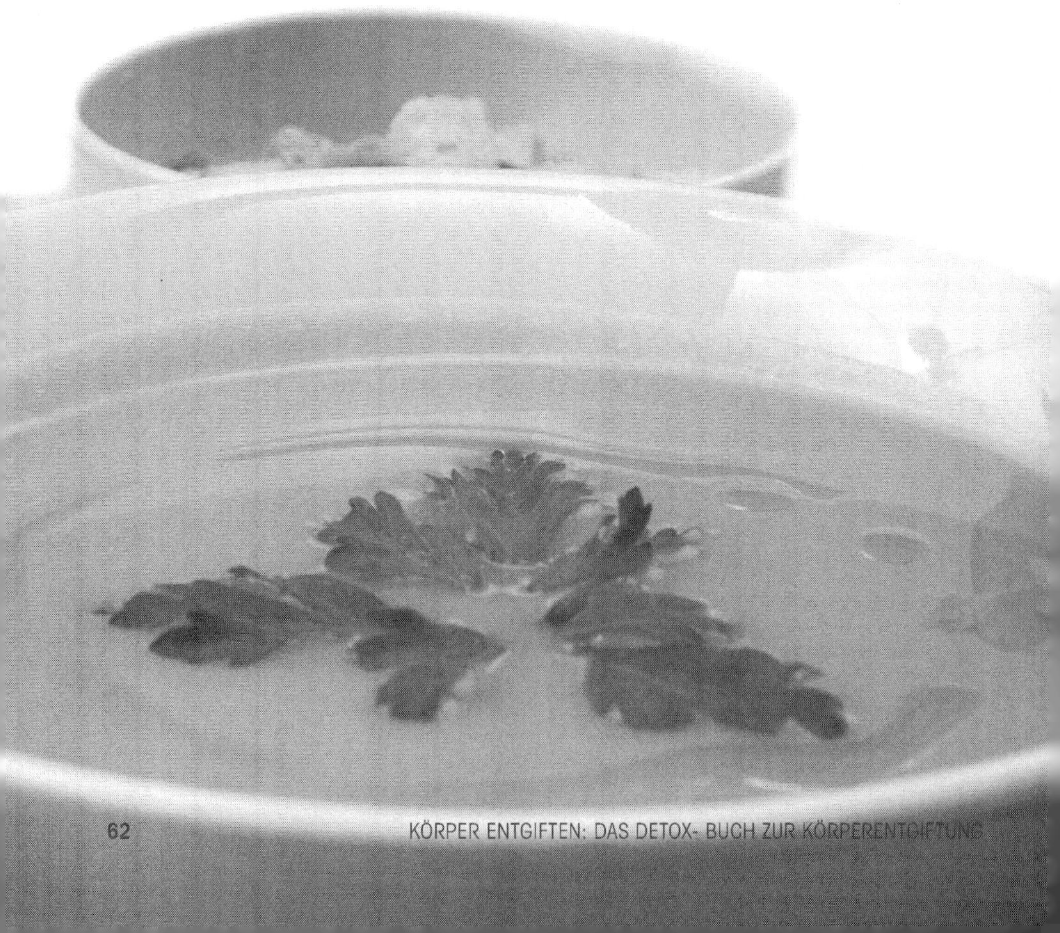

Smoothies und Suppen

Warum Smoothies und Suppen während der Detox- Kuren so wichtig sind, ist leicht erklärt. Das größte Problem ist für viele die Flüssigkeitszufuhr, Suppen und Smoothies sind zum Flüssigkeitskonto dazuzurechnen. Zudem versorgen sowohl Smoothies als auch Suppen den Körper mit wichtigen Vitaminen, Mineralien - vor allem aber mit Ballaststoffen. Auch wenn frisch gepresste Säfte wahre Energiebomben sind, so fehlen den Säften doch die Ballast- und Faserstoffe.

Sobald Sie die ersten drei Tage durchgezogen haben und auch wissen, wie Sie die Smoothies und Suppen bunt aus unseren Rezepten tauschen und ersetzen können, können Sie auch beginnen, eigene Kreationen auszuprobieren. Sie wissen nun, worauf es bei einem Smoothie ankommt. Verwenden Sie Obst und Gemüse, Tee, Saft und Nüsse oder Kerne Ihrer Wahl, achten Sie jedoch immer darauf, dass Sie von der Menge nicht sonderlich abweichen. Sie müssen jetzt nicht den Apfel abwiegen, ob er schwerer ist als die im Rezept verwendete Birne, jedoch sollten zum Beispiel Angaben wie 10 Gramm Nüsse nicht ums Zehnfache überschritten werden. Doch auch hier müssen Sie sich keine Sorgen machen, Kalorien werden nicht gezählt.

Auch bei den Suppen können Sie die Gemüse später individuell austauschen und Ihre eigenen Rezepte erstellen. Halten Sie sich grob an unsere Rezept-Gerüste, dann kann nichts schiefgehen.

Tolle Rezepte für gesunde Detox-Smoothies

Smoothies

BRENNNESSEL-BIRNEN- SMOOTHIE

Zutaten für eine Portion

- *15 Gramm Brennnessel*
- *1 reife Birne*
- *200 ml grüner Tee kalt*
- *2 Blätter Minze*

Zubereitung:

Die Brennnessel mit Handschuhen kurz mit lauwarmem Wasser abwaschen. Die Birne vierteln, das Kerngehäuse herausschneiden und in Stücke schneiden. Zusammen mit dem Tee und den Minzblättern in einen Mixer geben und fein pürieren.

Smoothies

MORINGA - INGWER - SANDDORN- SMOOTHIE

Zutaten für eine Portion

- *1 cm Ingwer*
- *30 Gramm Sanddorn*
- *3 EL Moringablätter oder 1 EL Moringapulver*
- *1 TL Weizenkleie*
- *200 ml Sanddorntee kalt*

Zubereitung:

Beim Ingwer die Schale mit einem Löffel abkratzen. Den Sanddorn abwaschen und mit den restlichen Zutaten in einen Mixer geben. Fein mixen und genießen.

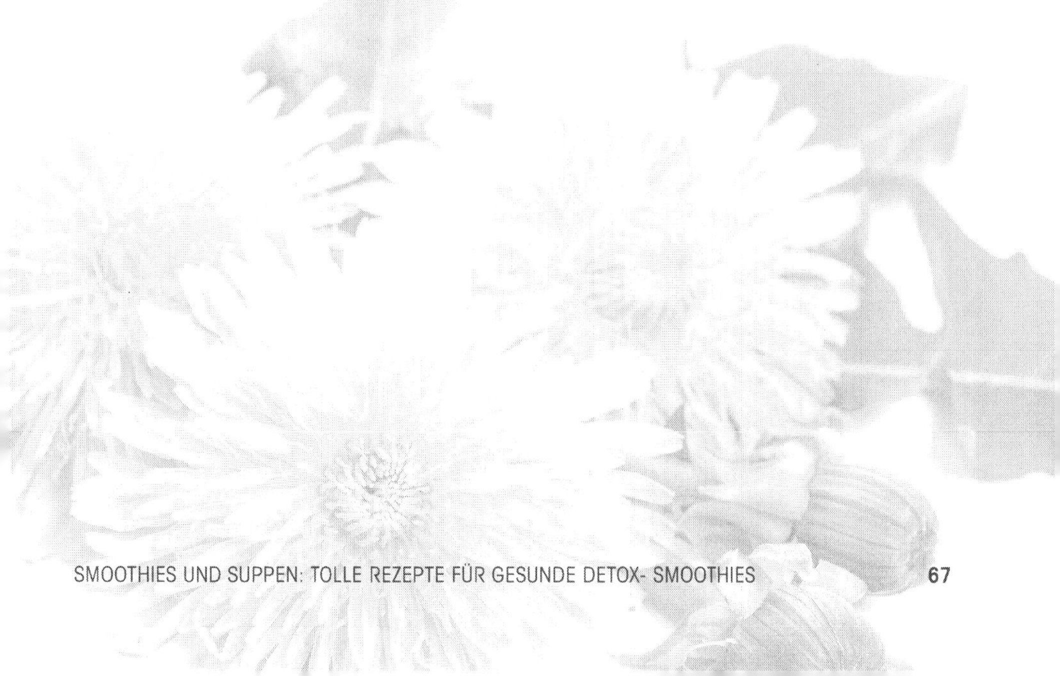

Smoothies

SAUERKRAUT-SMOOTHIE MIT KIMCHI

Zutaten für eine Portion

- *1 Aprikose*
- *1 EL Kimchi*
- *1 EL Haferkleie*
- *200 ml Sauerkrautsaft*
- *3 Blätter Zitronenmelisse*

Zubereitung:

Die Aprikose halbieren und den Kern entfernen. Mit dem Kimchi, der Haferkleie, dem Sauerkrautsaft und der Zitronenmelisse in einem Mixer fein pürieren.

Smoothies

SPINAT- SMOOTHIE

Zutaten für eine Portion

- *100 Gramm Gurke*
- *20 Gramm frischen Blattspinat*
- *Saft einer Grapefruit*
- *eine Messerspitze Ingwerpulver*
- *eine kleine Prise Vanillepulver*

Zubereitung:

Die Gurke in grobe Stücke schneiden und mit Blattspinat, Grapefruitsaft, Ingwer und Vanillepulver im Blender fein mixen.

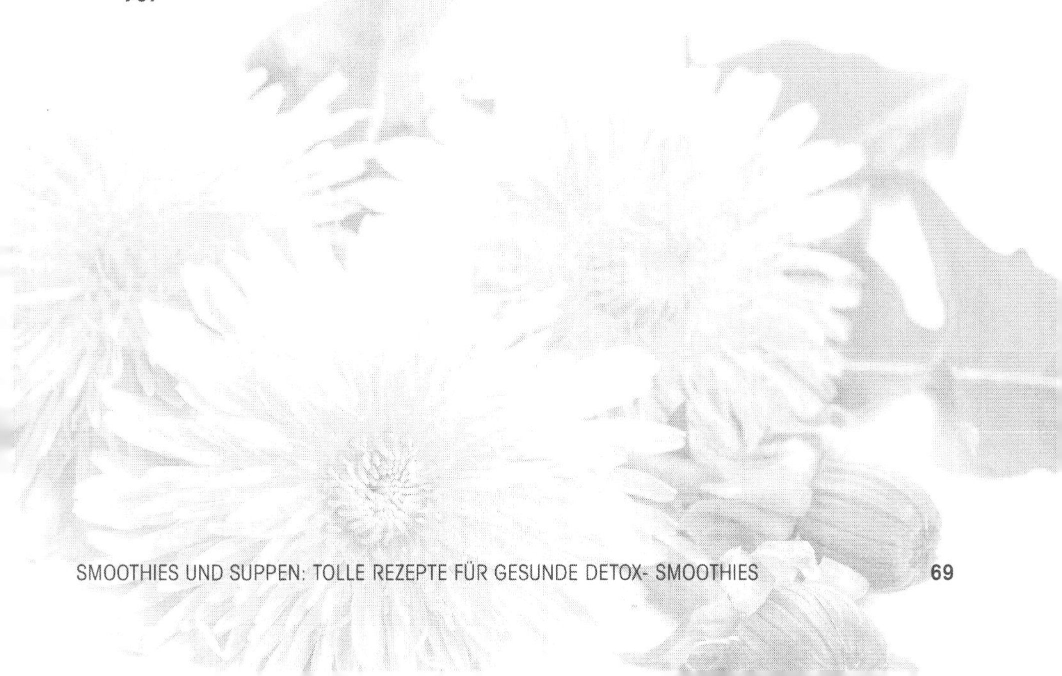

Smoothies

FELDSALAT- SMOOTHIE MIT KIWI

Zutaten für eine Portion

- *2 Kiwi*
- *20 Gramm Feldsalat*
- *200 ml grüner Tee kalt*
- *1 TL Limettensaft*
- *1 TL Mandeln geröstet*

Zubereitung:

Die Kiwis schälen und grob schneiden. Den Feldsalat unter fließendem Wasser waschen und gegebenenfalls die Wurzeln abschneiden. Die Kiwis mit Feldsalat, Tee, Limettensaft und den Mandeln zusammen im Mixer pürieren.

Smoothies

ANANAS- SMOOTHIE MIT GRAPEFRUIT

Zutaten für eine Portion

- *100 Gramm Ananas*
- *1/2 Grapefruit filetiert*
- *eine Messerspitze Grapefruitabrieb*
- *100 ml Apfeltee kalt*
- *eine Messerspitze Kurkuma gerieben*
- *1/2 TL Basilikumsamen*

Zubereitung:

Die Ananas schälen, den holzigen Strunk entfernen und grob schneiden. Mit der Grapefruit, dem Abrieb, Apfeltee, Kurkuma und den Basilikumsamen mixen.

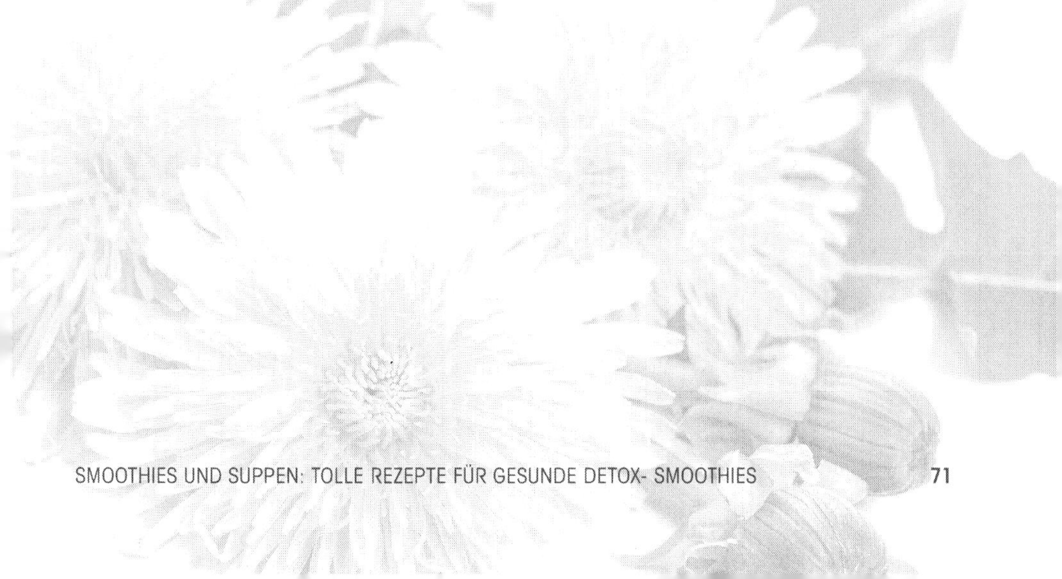

Smoothies

BROKKOLI- SMOOTHIE MIT PETERSILIE

Zutaten für eine Portion

- *100 Gramm Brokkoli*
- *2 Stängel Petersilie*
- *1 EL Sojaflocken*
- *150 ml Mandeldrink*
- *eine Prise Cayennepfeffer*

Zubereitung:

Beim Brokkoli die Röschen abschneiden. Den Strunk großzügig schälen und klein schneiden. Mit der Petersilie, den Sojaflocken, dem Mandeldrink und dem Cayennepfeffer im Mixer pürieren.

Smoothies

MELONEN- SMOOTHIE MIT MINZE

Zutaten für eine Portion

- *300 Gramm Wassermelone*
- *1 Wacholderbeere*
- *6 Blätter Minze*
- *eine Prise Vanillepulver*

Zubereitung:

Die Wassermelone mit der Wacholderbeere pürieren. Für 10 Minuten ziehen lassen und durch ein Sieb streichen. Das Melonenpüree mit der Minze und dem Vanillepulver vermengen und nochmal pürieren.

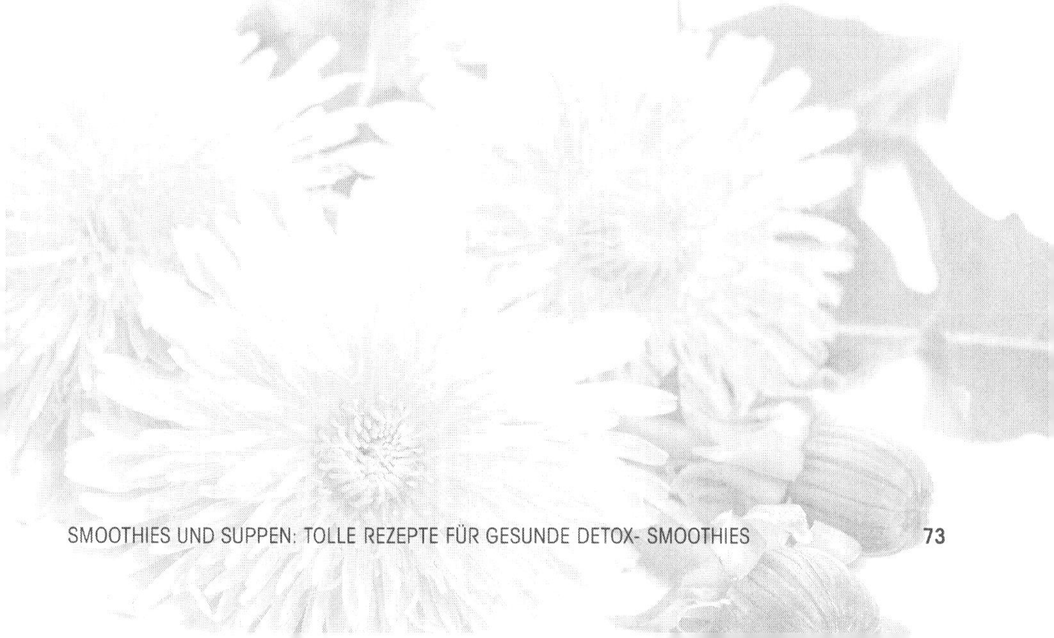

Smoothies

MANGO- SMOOTHIE MIT CHILI

Zutaten für eine Portion

- *150 Gramm reife Mango*
- *1 Chili*
- *Saft einer Bio Limette*
- *eine Messerspitze Limettenabrieb*
- *50 ml Apfelsaft naturtrüb*

Zubereitung:

Die Mango schälen und vom Kern befreien. Mit dem Chili, Limettensaft, Limettenabrieb und Apfelsaft fein mixen.

Smoothies

PAPAYA- SMOOTHIE MIT KOKOS

Zutaten für eine Portion

- *120 Gramm Papaya*
- *1 EL Saft einer Bio Zitrone*
- *100 ml Kokoswasser*
- *2 Blätter Basilikum*

Zubereitung:

Die Papaya schälen, die Kerne abkratze und grob würfeln. Zwei Papayakerne mit Zitronensaft, dem Kokoswasser, den Basilikumblättern und der Papaya pürieren.

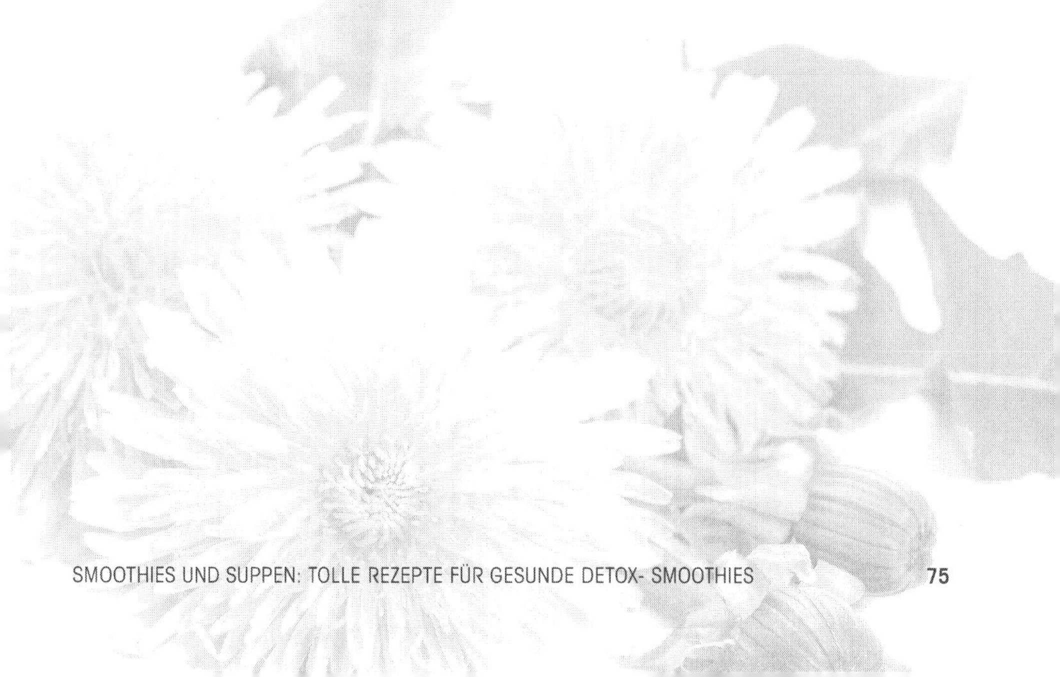

Smoothies

ORANGEN- SMOOTHIE MIT CRANBERRY

Zutaten für eine Portion

- *80 Gramm Cranberries gefroren*
- *2 Erdbeeren*
- *150 ml frisch gepressten Orangensaft*
- *1 TL Brunnenkresse*

Zubereitung:

Die Cranberries mit den Erdbeeren, Orangensaft und Brunnenkresse im Blender fein mixen.

Smoothies

AVOCADO- SMOOTHIE MIT MELONE

Zutaten für eine Portion

- *60 Gramm Avocado*
- *80 Gramm Netzmelone*
- *50 ml Orangensaft*
- *1 TL Limettensaft*
- *eine Prise Pfeffer aus der Mühle*
- *1/2 cm Ingwer*

Zubereitung:

Die Avocado schälen und den Kern entfernen. Die Melone schälen und den Kerne abkratzen. Mit den Orangensaft, dem Zitronensaft, dem Pfeffer und Ingwer fein pürieren.

Smoothies

GURKEN- SMOOTHIE MIT ZITRONE

Zutaten für eine Portion

- *1 Bio Zitrone*
- *150 Gramm Gurke*
- *1/2 TL Dillspitzen*
- *1 TL Frischkäse*

Zubereitung:

Die Schale der Zitrone mit einer feinen Reibe etwas abreiben. Die Zitrone schälen und die Spalten abzupfen. Die Gurke grob schneiden und mit den restlichen Zutaten im Mixer pürieren.

Smoothies

BIRNEN- SMOOTHIE MIT PETERSILIE UND MINZE

Zutaten für eine Portion

- *1 reife Birne*
- *3 Stängel Petersilie*
- *6 Blätter Schokoladenminze*
- *1 EL Weizenkleie*
- *150 ml Vanilletee kalt*

Zubereitung:

Die Birne vierteln und das Kerngehäuse herausschneiden, grob würfeln und mit Petersilie, Schokoladenminze, Weizenkleie und Vanilletee im Mixer fein pürieren.

Smoothies

MARACUJA- SMOOTHIE MIT CHIASAMEN

Zutaten für eine Portion

- *3 Maracujas*
- *1 EL Chiasamen*
- *1 Stängel Koriander mit Wurzel*
- *50 ml Orangensaft frisch gepresst*
- *1/2 Glas Eiswürfel*

Zubereitung:

Die Maracujas halbieren und das Fruchtfleisch herauskratzen, mit den Chiasamen, Koriander, Orangensaft und Eiswürfeln in einen leistungsstarken Mixer geben und fein mixen.

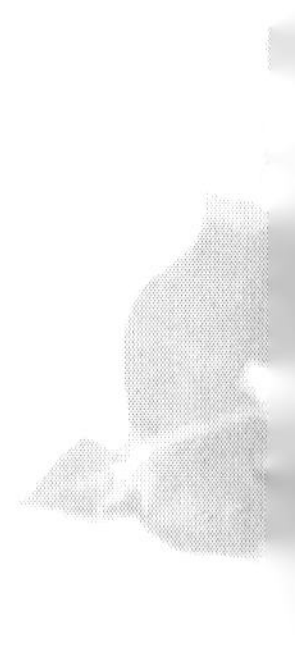

Leckere Detox – Suppen

Suppen

SCHARFE KRAUTSUPPE

Zutaten für eine Portion

- *1 Schalotte*
- *20 Gramm Karotte*
- *80 Gramm junges Weißkraut*
- *1 TL Olivenöl*
- *1 TL Tomatenmark*
- *½ TL Paprikapulver scharf*
- *1 EL Apfelessig*
- *200 ml Gemüsebrühe*
- *eine Prise Kreuzkümmel gemahlen*
- *Salz*
- *eine Prise Muskatnuss*

Zubereitung:

Die Schalotte fein würfeln. Die Karotte nur abwaschen, aber nicht schälen und in 1 cm große Würfel schneiden. Das Weißkraut in mundgerechte Stücke schneiden. Die Schalotte mit der Karotte und dem Weißkraut im Olivenöl kurz anrösten. Das Tomatenmark und Paprikapulver dazugeben und für eine Minute mitrösten. Mit dem Apfelessig ablöschen und mit der Gemüsebrühe aufgießen. Die Suppe für etwa 7 Minuten bei mittlerer Hitze köcheln lassen. Mit Kümmel, Salz und Muskatnuss abschmecken.

Suppen

KOHLRABISUPPE MIT CHILI

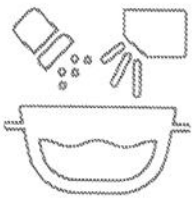

Zutaten für eine Portion

- *1/2 Zwiebel*
- *100 Gramm Kohlrabi*
- *1/2 TL Chilipaste*
- *100 ml Gemüsebrühe*
- *100 ml Buttermilch*
- *1/2 Lorbeerblatt*
- *Salz*
- *Prise Muskatnuss*
- *1 Frühlingszwiebel*
- *1 TL Zitronenöl*

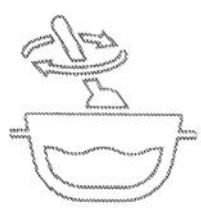

Zubereitung:

Die Zwiebel klein schneiden. Den Kohlrabi schälen und würfeln. Mit der Chilipaste in einem kleinen Topf ohne Öl kurz anbraten, mit Gemüsebrühe und Buttermilch aufgießen. Lorbeerblatt hineingeben und für 10 Minuten bei geringer Hitze köcheln lassen. Mit Salz und Muskatnuss abschmecken. Mit einem Stabmixer fein pürieren. Die Frühlingszwiebel in dünne Ringe schneiden und mit dem Zitronenöl garnieren.

Suppen

BLUMENKOHLSUPPE MIT INGWER UND KOKOS

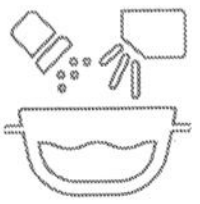

Zutaten für eine Portion

- *100 Gramm Blumenkohl*
- *1 Schalotte*
- *1 Zehe Knoblauch*
- *1 TL Kokosöl*
- *½ TL Ingwer gerieben*
- *1 EL Apfelessig*
- *150 ml Gemüsebrühe*
- *Salz*
- *eine Prise Cayennepfeffer*
- *50 ml Kokosmilch*
- *1 TL Petersilie zum Garnieren*

Zubereitung:

Den Blumenkohl im Mixer auf Reisgröße mixen. Die Schalotte und den Knoblauch schälen und fein hacken. Den Blumenkohl mit der Schalotte und dem Knoblauch im Kokosöl für 2 Minuten anschwitzen. Ingwer und Apfelessig dazugeben und mit der Gemüsebrühe aufgießen, bei mittlerer Hitze für 7 Minuten garen, mit Salz und Pfeffer abschmecken, mit Kokosmilch verfeinern und mit Petersilie garnieren.

Suppen

BROKKOLISUPPE

Zutaten für eine Portion

- *100 Gramm Brokkoli*
- *1 Schalotte*
- *20 Gramm Apfel*
- *1 TL Walnussöl*
- *1 TL Limettensaft*
- *150 ml Gemüsebrühe*
- *50 ml Mandelmilch*
- *Salz*
- *Pfeffer*

Zubereitung:

Den Brokkoli, die Schalotte und den Apfel klein schneiden. Im Walnussöl kurz anbraten und mit Limettensaft ablöschen. Mit Gemüsebrühe und Mandelmilch aufgießen. Für 5 Minuten leicht köcheln lassen und pürieren. Mit Salz und Pfeffer abschmecken und anrichten.

Suppen

KÜRBISSUPPE

Zutaten für eine Portion

- *120 Gramm Butternut Kürbis*
- *1/2 rote Zwiebel*
- *1/2 TL Paprikapulver geräuchert*
- *1 TL Olivenöl*
- *200 ml Gemüsebrühe*
- *eine Messerspitze Zimt*
- *Salz*
- *Pfeffer*
- *1 EL geröstete Kürbiskerne*
- *1 EL Gartenkresse*

Zubereitung:

Kürbis und Zwiebel klein würfeln und mit Paprikapulver im Olivenöl für 2 Minuten anrösten. Mit der Gemüsebrühe aufgießen und mit Zimt, Salz, Pfeffer würzen. Die Suppe bei kleiner Flamme für 10 Minuten köcheln lassen und im Anschluss fein pürieren. Zum Anrichten mit Kürbiskernen und Gartenkresse garnieren.

Suppen

SÜSSKARTOFFELSUPPE MIT ANANAS

Zutaten für eine Portion

- *100 Gramm Süßkartoffel*
- *1 Schalotte*
- *1 Zehe Knoblauch*
- *1 TL Kokosöl*
- *½ TL Kurkuma gemahlen*
- *1 EL Balsamicoessig*
- *200 ml Gemüsebrühe*
- *1/2 TL Thymian*
- *Salz*
- *Pfeffer*
- *1 EL Kokosmilch*
- *30 Gramm Ananas*

Zubereitung:

Die Süßkartoffel schälen und in 1 cm Würfel schneiden. Die Schalotte und den Knoblauch hacken. Die Süßkartoffel mit der Schalotte und dem Knoblauch im Kokosöl goldbraun anbraten. Kurkuma kurz mitrösten und mit Balsamico ablöschen. Mit der Brühe aufgießen und mit Thymian, Salz und Pfeffer würzen. Die Suppe für 15 Minuten bei geringer Hitze kochen. Mit der Kokosmilch verfeinern und mit dem Stabmixer pürieren. Die Ananas in kleine Würfel schneiden und in der Suppe für 2 Minuten ziehen lassen.

Suppen

GRÜNKOHLSUPPE MIT ZUCCHINI

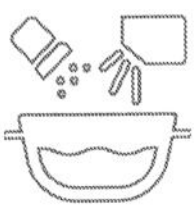

Zutaten für eine Portion

- *50 Gramm Grünkohl*
- *50 Gramm Zucchini*
- *2 Zehen Knoblauch*
- *1 cm Ingwer*
- *150 ml Gemüsebrühe*
- *50 ml Molke*
- *Salz*
- *Pfeffer*
- *Muskatnuss*

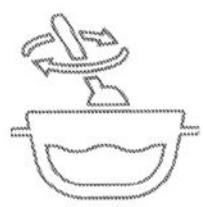

Zubereitung:

Den Grünkohl abwaschen und grob schneiden. In heißem Wasser für 1 Minuten blanchieren und mit Eiswasser abschrecken. Die Zucchini der Länge nach halbieren und das Kerngehäuse herauskratzen, in Würfel schneiden und mit dem Grünkohl, Knoblauch und Ingwer in die Gemüsebrühe geben und für 15 Minuten bei mittlerer Hitze köcheln. Die Molke dazugeben und mit Salz, Pfeffer und Muskatnuss würzen. Die Suppe mit einem Pürierstab fein mixen.

Suppen

SPARGELSUPPE

Zutaten für eine Portion

- *120 Gramm weißen Spargel*
- *1 Schalotte*
- *½ TL Butter*
- *1 EL Saft eine Bio Zitrone*
- *150 ml Gemüsebrühe*
- *50 ml Kefir*
- *Salz*
- *weißen Pfeffer*
- *eine Prise Vanillepulver*
- *1 EL Schnittlauchringe zum Garnieren*

Zubereitung:

Den Spargel schälen, das untere holzige Ende wegschneiden. Die Spargelspitzen abschneiden und im Dampfgarer bei 70° Celsius für 3 Minuten garen. Die Schalotte und den restlichen Spargel klein schneiden und in der heißen Butter für eine Minute anschwitzen. Mit dem Zitronensaft ablöschen und mit der Gemüsebrühe und Kefir auffüllen. Für etwa 10 Minuten bei geringer Hitze leicht köcheln. Mit Salz, Pfeffer und Vanillepulver würzen. Die Suppe fein pürieren und die Spargelspitzen dazugeben. Zum Anrichten mit dem Schnittlauch garnieren.

RADIESCHENSUPPE

Zutaten für eine Portion

- *1 Schalotte*
- *100 Gramm Radieschen*
- *1/2 TL Rapsöl*
- *1 EL Apfelessig*
- *200 ml Gemüsebrühe*
- *2 EL Rote Bete Saft*
- *1/2 TL Thymian*
- *Salz*
- *Pfeffer*
- *1 TL Petersilie gehackt*
- *1 TL Meerrettich fein geraspelt zum Garnieren*

Zubereitung:

Die Schalotte fein würfeln. Die Radieschen in Viertel schneiden und im Rapsöl leicht anschwitzen. Mit dem Apfelessig ablöschen und mit der Gemüsebrühe aufgießen. Für etwa 8 Minuten weichkochen. Den Rote Bete Saft, Thymian, Salz und Pfeffer dazu geben. Die Suppe fein pürieren, mit Petersilie und Meerrettich garnieren.

Suppen

RUCOLASUPPE

Zutaten für eine Portion

- *½ Zwiebel*
- *20 Gramm Haferflocken*
- *1 TL Olivenöl*
- *200 ml Gemüsebrühe*
- *20 Gramm Rucola*
- *1 EL Kokosmilch*
- *Salz*
- *Pfeffer*

Zubereitung:

Die Zwiebel klein schneiden und mit den Haferflocken im Olivenöl hell anschwitzen. Mit der Gemüsebrühe aufgießen und für 50 Minuten unter ständigem Rühren köcheln. Den Rucola hinzugeben und fein pürieren. Mit der Kokosmilch verfeinern und mit Salz und Pfeffer abschmecken.

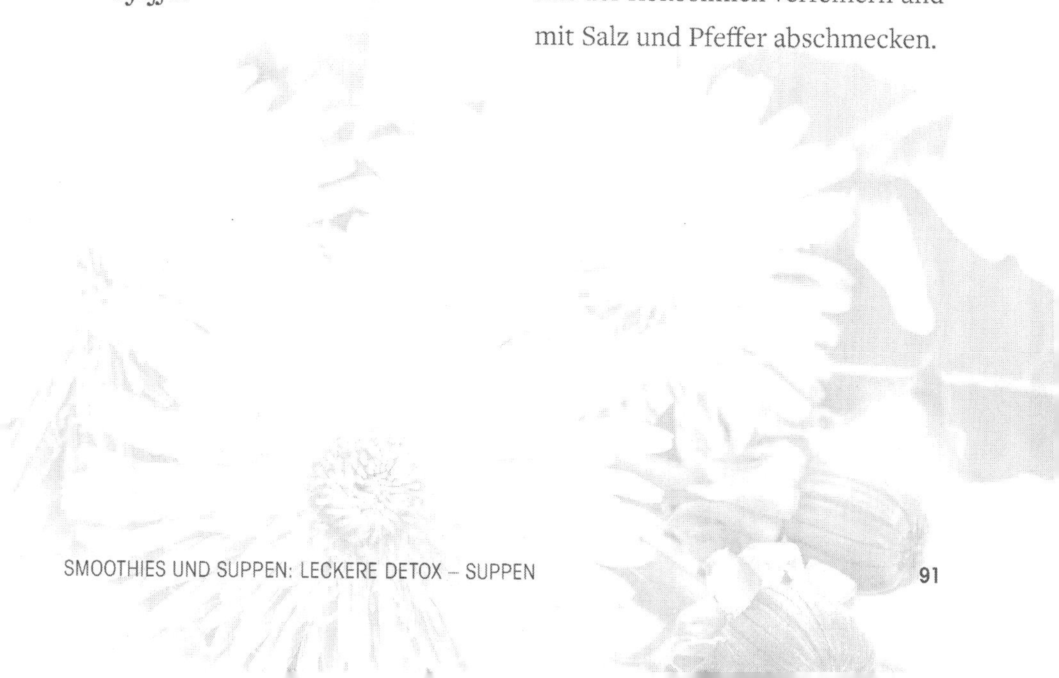

Suppen

SUPPE MIT ARTISCHOCKEN

Zutaten für eine Portion

- *100 Gramm Artischockenherzen*
- *1 Schalotte*
- *1 Zehe Knoblauch*
- *3 Rosmarinnadeln*
- *1 TL Olivenöl*
- *1 EL Weißweinessig*
- *150 ml Gemüsebrühe*
- *50 ml Mandelmilch*
- *Salz*
- *Pfeffer*

Zubereitung:

Die Artischockenherzen klein schneiden. Die Schalotten und den Knoblauch fein hacken. Die Herzen mit der Schalotte, Zwiebel und Rosmarin im Olivenöl kurz anschwitzen. Mit Weißweinessig ablöschen und mit der Gemüsebrühe aufgießen. Für etwa 10 Minuten bei kleiner Hitze kochen. Die Mandelmilch dazu geben und fein pürieren. Mit Salz und Pfeffer abschmecken.

Suppen

ERBSENSUPPE

Zutaten für eine Portion

- *20 Gramm Zwiebel*
- *1 Zehe Knoblauch*
- *30 Gramm Topinambur*
- *1 TL Olivenöl*
- *1 EL Apfelessig*
- *200 ml Gemüsebrühe*
- *80 Gramm Erbsen*
- *ein Messerspitze Kreuzkümmel gemahlen*
- *Salz*
- *Pfeffer*
- *Muskatnuss*

Zubereitung:

Zwiebel und Knoblauch fein hacken. Topinambur schälen und raspeln. Zwiebel, Knoblauch und Topinambur im Olivenöl anschwitzen. Mit Apfelessig ablöschen und mit der Brühe auffüllen. Für 5 Minuten kochen. Die Erbsen hinzugeben und mit Kreuzkümmel, Salz, Pfeffer und Muskat würzen. Für weiter 5 Minuten köcheln lassen und pürieren.

Suppen

SUPPE MIT KICHERERBSEN

Zutaten für eine Portion

- *½ rote Zwiebel*
- *1 Zehe Knoblauch*
- *20 Gramm Pastinake*
- *80 Gramm Kichererbsen aus der Dose*
- *eine Messerspitze Currypulver scharf*
- *1 TL Sesamöl*
- *200 ml Gemüsebrühe*
- *eine Messerspitze Kreuzkümmel gemahlen*
- *eine Prise Kardamom gemahlen*
- *Salz*
- *Pfeffer*
- *1 getrocknete Tomate*
- *1 TL Kerbel gehackt*

Zubereitung:

Die Zwiebel und den Knoblauch schälen und klein schneiden. Die Pastinake schälen und würfeln. Zwiebel, Knoblauch, Pastinake, Kichererbsen und Currypulver im Sesamöl für 2 Minuten anschwitzen, mit der Gemüsebrühe aufgießen und mit Kreuzkümmel, Kardamom, Salz und Pfeffer würzen. Die Suppe für etwa 15 Minuten bei kleiner Hitze kochen. 2 EL Kichererbsen aus der Brühe nehmen und beiseitelegen. Die Suppe mit einem Stabmixer fein pürieren und die beiseitegelegten Kichererbsen wieder in die Suppe geben. Die getrocknete Tomate in dünne Streifen schneiden und mit dem Kerbel garnieren.

Suppen

TOMATENSUPPE

Zutaten für eine Portion

- *1/2 Rote Zwiebel*
- *1 Zehe Knoblauch*
- *20 Gramm Petersilienwurzel*
- *1 TL Olivenöl*
- *½ TL Tomatenmark*
- *1 Messerspitze Ingwer gerieben*
- *3 Tomaten*
- *100 ml Gemüsebrühe*
- *1/2 TL Oregano*
- *Salz*
- *Pfeffer*
- *1 EL Basilikum in Streifen geschnitten*

Zubereitung:

Zwiebel und Knoblauch schälen und klein schneiden. Die Petersilienwurzel klein würfeln, mit Zwiebel und Knoblauch im Olivenöl anrösten. Tomatenmark und Ingwer dazugeben und kurz mitrösten. Die Tomaten klein würfeln und beimengen, mit der Gemüsebrühe auffüllen, mit Oregano, Salz und Pfeffer würzen. Bei geringer Hitze für 25 Minuten kochen lassen. Zum Anrichten mit Basilikum garnieren.

Suppen

ZWIEBELSUPPE

Zutaten für eine Portion

- *120 Gramm Zwiebel*
- *1 EL Rapsöl*
- *2 EL Balsamicoessig*
- *200 ml Gemüsebrühe*
- *1 Kapern*
- *1/2 TL Majoran*
- *eine Prise Kreuzkümmel gemahlen*
- *Salz*
- *Pfeffer*
- *1 EL Petersilie gehackt*

Zubereitung:

Die Zwiebel schälen, halbieren und in 2 mm dicke Streifen schneiden. Im heißen Rapsöl goldbraun anrösten, dabei regelmäßig umrühren. Mit Balsamicoessig ablöschen und den Essig fast ganz einreduzieren lassen. Mit der Gemüsebrühe aufgießen. Die Kapern fein hacken und mit Majoran und Kreuzkümmel würzen. Die Suppe für 20 Minuten köcheln lassen. Mit Salz, Pfeffer abschmecken und mit Petersilie bestreuen.

Einfache Detox-Gerichte

(Salate, Frühstück, Gemüse für mittags und abends)

Mit der Zeit werden Sie auch Appetit auf etwas zum Beißen haben. Viele, die über einen längeren Zeitraum hinweg fasten, sagen, dass dies das einzige ist, das beim Saftfasten oder Suppenfasten vermisst wird. Darum haben wir hier tolle Rezepte für Salate und Gemüse für Sie vorbereitet, damit das Kaugefühl nicht ganz vermisst werden muss. Achten Sie beim Zusammenstellen Ihrer Detox- Kur jedoch darauf, dass die Abwechslung nicht zu kurz kommt. Das bedeutet, es sollte eine gute Balance zwischen Smoothies, Suppen und Salaten oder Gemüsegerichten bestehen. Nicht jeden Tag sollten Sie ausschließlich Salate und Gemüsegerichte essen, dies wäre nicht Sinn und Zweck der entgiftenden Kuren. Optimal sind täglich zwei Flüssigmahlzeiten und eine feste Mahlzeit. Wenn Sie mit der Kur fertig sind, können Sie dazu übergehen, zwei bis drei feste Mahlzeiten pro Tag zu sich zu nehmen. Die ersten drei Tage nach Beendigung der Diät sollten Sie die Gerichte jedoch ebenfalls aus den Rezepten auswählen. Sonst laufen Sie Gefahr, dass Ihr Magen sofort überlastet wird. Dadurch kann Ihnen nicht nur übel werden, es kann auch zu Verdauungsproblemen kommen. Das gilt es unbedingt zu vermeiden, um den Erfolg des Detoxings nicht sofort wieder zu schmälern.
Unsere Frühstücke sind so konzipiert, dass Sie diese unkompliziert mit zur Arbeit nehmen können. Smoothies lassen sich toll in Trinkflaschen füllen. Auch die Salate eignen sich gut als Take-away Gerichte. Füllen Sie diese in eine Tupper- Dose und lagern Sie diese am Arbeitsplatz im Kühlschrank. Vor dem Essen einfach kurz durchschütteln, dass sich die Marinade verteilt und fertig ist der leichte und gesunde Lunch.

Leckeres Detox- Frühstück

GEGRILLTE PAPAYA

Zutaten für eine Portion

- *100 Gramm feste Papaya*
- *Saft einer Limette*
- *Salz*
- *Pfeffer aus der Mühle*
- *1 TL Leinsamen*

Zubereitung:

Die Papaya schälen und die Kerne entfernen. In 3 cm Stücke schneiden und mit dem Limettensaft marinieren. In einer Grillpfanne ohne Fett auf jeder Seite etwa 30 Sekunden grillen. Mit Salz und Pfeffer würzen. Zum Anrichten mit den Leinsamen bestreuen.

Leckeres Detox- Frühstück

ANANAS MIT JOGHURT

Zutaten für eine Portion

- *60 Gramm Ananas*
- *150 Gramm Sojajoghurt*
- *1 TL Honig*
- *1 TL Limettensaft*
- *etwas Limettenabrieb*
- *1 TL Koriander gehackt*
- *eine kleine Prise Cayennepfeffer*

Zubereitung:

Die Ananas schälen und in 1 cm große Würfel schneiden. Joghurt mit Honig, Limettensaft, dem Limettenabrieb und Koriander glattrühren. Die Ananas unterrühren und zum Anrichten mit Cayennepfeffer bestreuen.

Leckeres Detox- Frühstück

SKYR MIT NÜSSEN

Zutaten für eine Portion

- *30 Gramm Haselnüsse gehackt*
- *30 Gramm Walnüsse gehackt*
- *30 Gramm Cashewnüsse gehackt*
- *100 Gramm Sky*
- *2 EL Sahne*
- *1 EL Weizenkleie*
- *1 TL Ahornsirup*
- *etwas Orangenabrieb*
- *eine Prise Kardamom*

Zubereitung:

Die Haselnüsse mit den Walnüssen und den Cashewnüssen auf ein mit Backpapier ausgelegtes Backblech geben. Das Backrohr auf 170° Celsius verheizen und auf mittlerer Schiene für 5 Minuten goldbraun rösten. Den Skyr mit Sahne, Weizenkleie, Ahornsirup, Orangenabrieb und Kardamom glattrühren. Die Skyr in eine Schale füllen und die Nüsse darauf verteilen.

Leckeres Detox- Frühstück

ERDBEER- BOWL

Zutaten für eine Portion

- *150 Gramm Sojaquark*
- *200 Gramm Erdbeeren*
- *1 TL Honig*
- *eine Messerspitze Vanillepulver*
- *1 EL Kokosraspeln*
- *1 EL Mandel gehackt*
- *1 TL Chiasamen*

Zubereitung:

Den Sojaquark mit der Hälfte der Erdbeeren, Honig und Vanillepulver pürieren. Den Erdbeer-Sojaquark in eine Schale füllen. Die restlichen Erdbeeren vierteln und Kokosraspeln, Mandeln und Chiasamen darauf geben.

Leckeres Detox- Frühstück

AVOCADO- SANDWICH

Zutaten für eine Portion

- *1/2 rote Zwiebel*
- *1/2 Avocado*
- *Saft einer 1/2 Bio Zitrone*
- *Salz*
- *Pfeffer*
- *2 Blätter Chinakohl*
- *4 Scheiben Gurke*
- *3 Scheiben Tomaten*

Zubereitung:

Die Zwiebel fein hacken. Die Avocado mit der Zwiebel, Zitronensaft, Salz und Pfeffer in eine flache Schale geben. Mit einer Gabel zerdrücken und durchrühren. Die Avocadocreme auf ein Chinakohlblatt verstreichen, mit Gurkenscheiben und Tomatenscheiben belegen. Mit dem zweiten Chinakohlblatt abschließen.

Leckeres Detox- Frühstück

PORRIDGE MIT BEEREN

Zutaten für eine Portion

- *200 ml Mandelmilch*
- *eine Messerspitze Vanillepulver*
- *eine Messerspitze Zimt gemahlen*
- *1 EL Honig*
- *eine Prise Salz*
- *50 Gramm Haferflocken*
- *3 Erdbeeren*
- *20 Gramm Johannisbeeren*
- *30 Gramm Heidelbeeren*

Zubereitung:

Die Mandelmilch mit Vanillepulver, Zimt, Honig und Salz in einen Topf geben und einmal aufkochen. Die Haferflocken einrühren und für 5 Minuten ohne Hitze ziehen lassen. Die Erdbeeren vierteln, die Johannisbeeren und Heidelbeeren darauflegen.

Leckeres Detox- Frühstück

REISSUPPE

Zutaten für eine Portion

- *50 Gramm Reis*
- *150 Gramm Wasser*
- *2 EL Sojasauce*
- *eine Messerspitze Ingwer gerieben*
- *Pfeffer*
- *1 Frühlingszwiebel*

Zubereitung:

Den Reis mit Wasser, Sojasauce und Ingwer in einen Topf geben. Einmal aufkochen lassen und für 20 Minuten bei geringer Hitze ziehen lassen. Zum Anrichten mit Pfeffer würzen und die geschnittene Frühlings-zwiebel darüberstreuen.

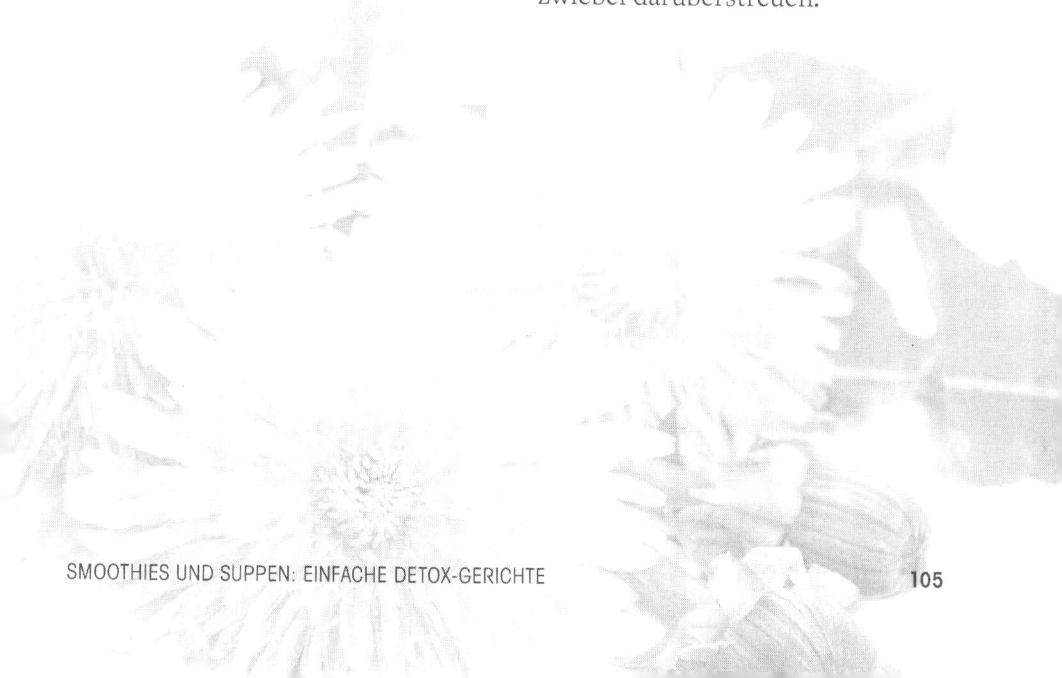

Leckeres Detox- Frühstück

BUCHWEIZENBREI

Zutaten für eine Portion

- *50 Gramm Buchweizen*
- *80 ml Mandelmilch*
- *30 ml Apfelsaft naturtrüb*
- *eine Prise Nelkenpulver*
- *eine Prise Ingwerpulver*
- *eine Messerspitze Zimt*
- *eine kleine Prise Salz*
- *1 EL Honig*
- *30 Gramm Blaubeeren*

Zubereitung:

Den Buchweizen in einer Pfanne ohne Fett leicht anrösten, bis er etwas nussig duftet. Mit der Mandelmilch und dem Apfelsaft aufgießen. Nelkenpulver, Ingwerpulver, Zimt und Salz einrühren. Einmal aufkochen lassen und bei geringer Hitze unter ständigem Rühren für 15 Minuten quellen lassen. In eine Schale füllen, mit Honig und Blaubeeren garnieren.

Leckeres Detox- Frühstück

WALNUSS- BOWL

Zutaten für eine Portion

- *150 Gramm Sojajoghurt*
- *1/2 Banane*
- *1 TL Weizenkleie*
- *eine Messerspitze Vanillepulver*
- *50 Gramm Walnüsse*
- *1/2 Pfirsich*

Zubereitung:

Sojajoghurt mit der Banane pürieren. Weizenkleie und Vanillepulver einrühren. Für etwa 10 Minuten ruhen lassen. Die Walnüsse in einer Pfanne ohne Fett goldbraun anrösten. Pfirsich entsteinen und in Spalten schneiden, kurz mit den Walnüssen mitbraten und auf der Bowl verteilen.

Leckeres Detox- Frühstück

GURKEN-SOJAQUARK

Zutaten für eine Portion

- *2 EL Sojaflocken*
- *150 Gramm Sojaquark*
- *50 Gramm Gurke*
- *eine Spritzer Limettensaft*
- *1/2 TL Honig*
- *Salz*
- *1 TL Schnittlauch*
- *20 Gramm getrocknete Cranberries*

Zubereitung:

Die Sojaflocken in einer Pfanne kurz anrösten und auskühlen lassen. Mit dem Sojaquark verrühren und für 50 Minuten ruhen lassen. Die Gurke waschen und grob raspeln. Die Gurken mit Limettensaft, Honig, Salz und Schnittlauch einrühren. Zum Anrichten mit den Cranberries garnieren.

Leckeres Detox- Frühstück

CHIAPUDDING

Zutaten für eine Portion

- *2 EL Chiasamen*
- *80 ml Hafermilch*
- *70 ml Kokosmilch*
- *40 Gramm reife Mango*
- *1 TL Mandelmus*
- *1 Maracuja*
- *1 TL Kokosflocken*

Zubereitung:

Die Chiasamen mit der Hafermilch verrühren, in ein Glas füllen und über Nacht im Kühlschrank durchziehen lassen. Die Kokosmilch mit der Mango und dem Mandelmus fein pürieren und auf den Chiapudding füllen. Die Maracuja halbieren und das Fruchtfleisch herauskratzen und darauf geben. Mit den Kokosflocken abschließen.

Leckeres Detox- Frühstück

HIRSE- PORRIDGE

Zutaten für eine Portion

- *50 Gramm Hirse*
- *125 ml Sojamilch*
- *eine Messerspitze Vanillemark*
- *eine kleine Prise Kardamom*
- *1 kleine sauren Apfel*
- *1 TL Agavendicksaft*

Zubereitung:

Die Hirse mit der Sojamilch, Vanillemark und Kardamom in einen kleinen Topf geben. Bei geringer Hitze für etwa 20 Minuten, bei gelegentlichem Umrühren, köcheln lassen. Das Porridge in eine Schale füllen und etwas auskühlen lassen. Den Apfel mit einem Ausstecher vom Kerngehäuse befreien und in 1 cm Ringe schneiden. Die Apfelringe in einer Grillpfanne auf beiden Seiten für etwa 30 Sekunden grillen. Die Apfelringe auf das Porridge geben und den Agavendicksaft darüber laufen lassen.

Knackige Detox-Salate

LOTUSWURZEL-SALAT

Zutaten für eine Portion

- *150 Gramm Lotuswurzel*
- *1 EL Kokosöl*
- *1 EL Sojasauce*
- *20 ml Orangensaft*
- *1 Chili*
- *1 cm Ingwer*
- *2 Frühlingszwiebel*
- *20 Gramm Sojasprossen*
- *10 Gramm Rucola*
- *1 TL Sesamöl*
- *1 TL schwarzer Sesam geröstet*

Zubereitung:

Die Lotuswurzel schälen und in 5 mm dicke Scheiben schneiden. Die Lotuswurzel in einer sehr heißen Pfanne mit dem Kokosöl auf beiden Seiten für je eine Minute anbraten. Mit Sojasauce und Orangensaft ablöschen, vom Herd nehmen. Chili und Ingwer in Streifen schneiden und dazugeben, durchmengen und auskühlen lassen. Die Frühlingszwiebel klein schneiden und mit den Sojasprossen und Rucola vermischen. Mit Sesamöl und geröstetem Sesam garnieren.

Knackige Detox- Salate

SPROSSENSALAT

Zutaten für eine Portion

- *1/2 rote Zwiebel*
- *1/4 rote Paprika*
- *1/4 grüne Paprika*
- *20 Gramm Stangensellerie*
- *40 Gramm Mungbohnesprossen*
- *20 Gramm Radieschensprossen*
- *20 Gramm Sojasprossen*
- *2 EL Reisessig*
- *1 EL Kokosöl*
- *2 EL helle Sojasauce*
- *2 EL Koriander grob gehackt*

Zubereitung:

Die Zwiebel schälen und dünne hauchdünne Streifen schneiden. Paprika in 3 mm dicke Streifen schneiden. Den Stangensellerie schälen und fein würfeln. Zwiebel, Paprika, Stangensellerie, Mungbohnensprossen, Radieschensprossen und Sojasprossen vermischen. Mit Reisessig, Kokosöl und Sojasauce marinieren. Zum Anrichten mit Koriander bestreuen.

Knackige Detox-Salate

KICHERERBSEN-SALAT

Zutaten für eine Portion

- *70 Gramm Kichererbsen aus der Dose*
- *½ rote Zwiebel*
- *20 Gramm Karotte*
- *¼ Salatgurke*
- *20 Gramm Granatapfelkerne*
- *2 EL Petersilie*
- *1 EL Joghurt*
- *1 TL Tahinia*
- *Saft einer Bio Zitrone*
- *1 EL Sesamöl*
- *Salz*
- *Pfeffer*

Zubereitung:

Die Kichererbsen abwaschen. Die Zwiebel schälen und in Streifen schneiden. Die Karotte schälen und fein würfeln. Die Salatgurke längs halbieren und das Kerngehäuse mit einem Löffel herausschaben. Die Kichererbsen mit der Zwiebel, den Karottenwürfeln, der Salatgurke, den Granatapfelkernen und der Petersilie vermischen. Joghurt mit Tahini, Zitronensaft, Sesamöl, Salz und Pfeffer verrühren. Den Salat mit dem Dressing marinieren und für 15 Minuten ziehen lassen.

Knackige Detox- Salate

LINSENSALAT

Zutaten für eine Portion

- *20 Gramm Karotte*
- *20 Gramm Rote Bete*
- *60 Gramm rote Linsen*
- *400 ml Gemüsebrühe*
- *2 Frühlingszwiebel*
- *eine Mandarine*
- *eine Messerspitze Ingwer gerieben*
- *2 EL Apfelessig*
- *1 TL Distelöl*
- *Salz*
- *Pfeffer*
- *1 EL Kerbel gehackt*

Zubereitung:

Rote Bete und Karotte schälen und in 1 cm Würfel schneiden, mit den roten Linsen im der Gemüsebrühe für etwa 8 Minuten weichkochen. 50 Milliliter Gemüsebrühe beiseite geben und die restliche Brühe abgießen, das Gemüse auskühlen lassen. Die Frühlingszwiebel in 1 cm Stücke schneiden. Die Mandarine schälen und die Spalten abzupfen. Die Karotten, die Rote Bete, die Linsen, die Frühlingszwiebel, die Mandarine und den Ingwer vermischen. Die beiseite gestellte Gemüsebrühe mit Apfelessig, Distelöl, Salz und Pfeffer verrühren. Den Salat mit dem Dressing marineren und mit Kerbel bestreuen.

Knackige Detox- Salate

ASIATISCHER TOMATENSALAT

Zutaten für eine Portion

- *120 Gramm Tomaten*
- *1 kleine rote Zwiebel*
- *1 Chili*
- *1 EL Limettensaft*
- *1 EL Fischsauce*
- *1 TL helle Sojasauce*
- *2 EL Koriander gehackt*
- *20 Gramm Babyblattspinat*
- *2 EL gehackte geröstet Erdnüsse*
- *1 EL Knoblauch frittiert*

Zubereitung:

Die Tomaten in mundgerechte Stücke schneiden. Die Zwiebel schälen und in Streifen schneiden. Chili fein hacken. Tomaten, Chili, Limettensaft, Fischsauce, Sojasauce, Koriander und Babyblattspinat vermischen und für 5 Minuten ziehen lassen. Mit Erdnüssen und Knoblauch bestreuen.

Knackige Detox- Salate

ORIENTALISCHER PETERSILIEN-SALAT

Zutaten für eine Portion

- *1 Bund Petersilie (krause)*
- *1 Tomaten*
- *1/4 gelbe Paprika*
- *1/2 rote Zwiebel*
- *1 Zehe Knoblauch*
- *2 Schwarze Oliven*
- *1 EL Olivenöl*
- *1 EL Limettensaft*
- *Salz*
- *Pfeffer*

Zubereitung:

Die Petersilie grob hacken. Die Tomaten vierteln, der Fruchtfleisch herausschneiden und in Würfel schneiden. Paprika klein würfeln. Zwiebel und Knoblauch schälen und fein hacken. Die Oliven in Scheiben schneiden. Alle Zutaten miteinander vermengen und für 5 Minuten marinieren.

Knackige Detox- Salate

CHICORÉE- SALAT

Zutaten für eine Portion

- *1 Chicorée*
- *1 roter Chicorée*
- *1 TL Olivenöl*
- *1/2 TL Thymian*
- *2 EL Apfelessig*
- *40 Gramm Avocado*
- *30 Gramm Mango*
- *20 ml Apfelsaft naturtrüb*
- *Salz*
- *Pfeffer*
- *1 EL Petersilie gehackt*

Zubereitung:

Die Chicorée vierteln und im Olivenöl für 2 bis 3 Minuten anbraten. Thymian dazugeben und mit dem Apfelessig ablöschen. Vom Herd nehmen und auskühlen lassen. Die Avocado und die Mango in 2 cm Würfel schneiden. Mit dem Chicorée, Apfelsaft, Salz und Pfeffer vermischen. Mit Petersilie garnieren.

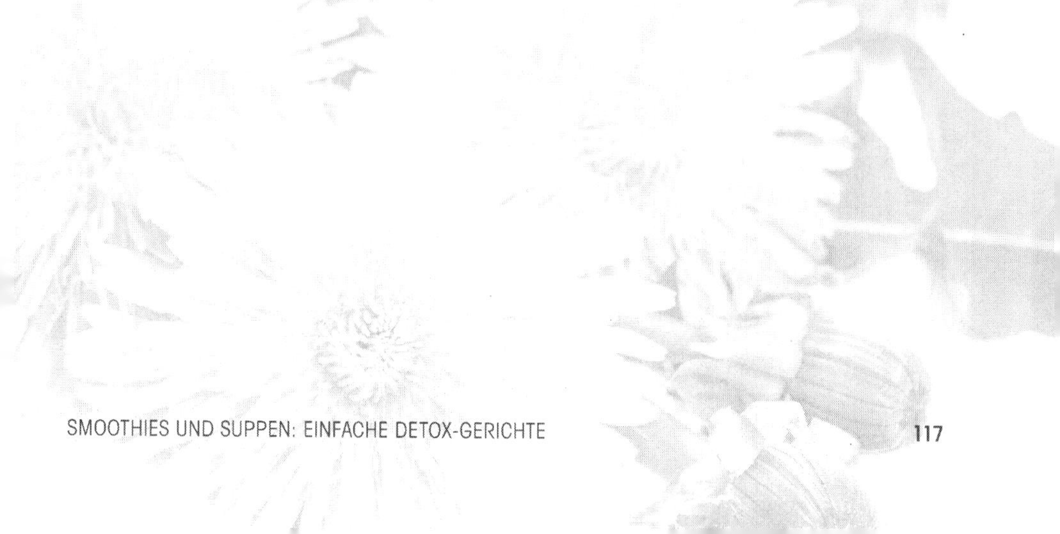

Knackige Detox-Salate

SPARGELSALAT

Zutaten für eine Portion

- *150 Gramm grüner Spargel*
- *1 Schalotte*
- *60 Gramm Erdbeeren*
- *10 Gramm Basilikum*
- *15 Gramm Walnüsse*
- *Saft einer halben Bio Zitrone*
- *etwas Zitronenabrieb*
- *1 EL Olivenöl*
- *grobes Meersalz*
- *grob zerstoßener rosa Pfeffer*

Zubereitung:

Den Spargel schälen und das holzige Ende abschneiden. Spargel in einer Grillpfanne rundherum grillen und leicht auskühlen lassen. Die Schalotte in Scheiden schneiden. Die Erdbeeren in Viertel schneiden. Die Basilikumblätter in Streifen schneiden. Die Walnüsse in einer Pfanne ohne Fett goldbraun anrösten. Den Spargel in mundgerechte Stücke schneiden und mit der Schalotte, den Erdbeeren, Basilikum und Walnüssen vermengen. Mit Zitronensaft, Zitronenabrieb und Olivenöl marinieren. Mit Meersalz und rosa Pfeffer beim Anrichten würzen.

Knackige Detox- Salate

QUINOA- SALAT

Zutaten für eine Portion

- *40 Gramm Quinoa*
- *80 ml heiße Gemüsebrühe*
- *30 Gramm Zuckerschoten*
- *1/2 rote Zwiebel*
- *1/4 grüner Paprika*
- *1/2 Pfirsich*
- *Saft einer Limette*
- *1 EL Chiliöl*
- *Salz*
- *Pfeffer*
- *10 Gramm Sauerampfer*

Zubereitung:

Den Quinoa mit der Gemüsebrühe übergießen, für 10 Minuten ziehen lassen und dabei mehrmals umrühren. Die Quinoa gut auskühlen lassen. Die Zuckerschoten in Streifen schneiden. Zwiebel und Paprika in kleine Würfel schneiden. Den Pfirsich in dünne Spalten schneiden. Zuckerschoten, Zwiebel, Paprika, Pfirsich mit Quinoa vermischen, mit Limettensaft, Chiliöl, Salz und Pfeffer würzen. Zum Anrichten mit dem in Streifen geschnittenen Sauerampfer bestreuen.

Knackige Detox- Salate

AVOCADO-ARTISCHOCKEN-SALAT

Zutaten für eine Portion

- *1 Avocado*
- *3 Artischockenherzen*
- *3 gelbe Kirschtomaten*
- *1 Chili gehackt*
- *Saft einer Bio Zitrone*
- *3 Blätter Minze*
- *2 Stängel Koriander*
- *Salz*
- *Pfeffer*
- *1 TL Trüffelöl*

Zubereitung:

Die Avocado halbieren, den Stein entfernen und mit einem Esslöffel aus der Schale nehmen. Die Avocado in 3 cm Würfel schneiden. Die Artischockenherzen und vierteln. Die Kirschtomaten halbieren. Chili fein hacken. Minze und Koriander grob hacken. Die Avocado mit den Artischockenherzen, Tomaten, Chili, Zitronensaft, Minze, Koriander, Salz und Pfeffer vorsichtig vermischen. Zum Anrichten mit Trüffelöl beträufeln.

Knackige Detox-Salate

ROTKOHLSALAT

Zutaten für eine Portion

- *150 Gramm Rotkohl*
- *Salz*
- *Pfeffer*
- *1/2 Birne*
- *1/2 rote Zwiebel*
- *1 EL Apfelessig*
- *20 ml Orangensaft*
- *eine Messerspitze Zimt gemahlen*
- *eine Messerspitze Kreuzkümmel gemahlen*
- *2 EL Pistazienkerne*

Zubereitung:

Den Rotkohl in dünne Streifen schneiden und mit Salz und Pfeffer würzen. Den Rotkohl kräftig mit den Händen durchkneten und für 10 Minuten ruhen lassen. Die Birne vierteln, das Kerngehäuse herausschneiden und in 2 cm Stücke schneiden. Die Zwiebel schälen und in Streifen schneiden. Den Rotkohl mit der Birne, der Zwiebel, dem Apfelessig, dem Orangensaft, dem Zimt, dem Kreuzkümmel durchmischen und mit dem Pistazienkernen bestreuen.

RADICCHIO-SALAT

Zutaten für eine Portion

- *120 Gramm Radicchio*
- *30 Gramm Frisèesalat*
- *1 Blutorange*
- *1/4 Paprika grün*
- *20 Gramm geröstete Pinienkerne*
- *2 EL Himbeeressig*
- *1 EL Walnussöl*
- *Salz*
- *Pfeffer*

Zubereitung:

Den Radicchio in Streifen schneiden. Den Frisèe klein zupfen. Die Salate waschen und mit einer Salatschleuder trockenschleudern. Die Blutorange schälen und die Filets herausschneiden. Paprika in Streifen schneiden. Radicchio mit dem Frisèe, den Blutorangenfilets, Paprika und Pinienkernen vermengen und mit Himbeeressig, Walnussöl, Salz, Pfeffer marinieren.

Knackige Detox- Salate

SPINATSALAT MIT ANANAS

Zutaten für eine Portion

- *80 Gramm frischer Blattspinat*
- *80 Gramm Ananas*
- *1/2 rote Zwiebel*
- *2 TL Limettensaft*
- *1 EL Olivenöl*
- *1 TL Honig*
- *Salz*
- *Zitronenpfeffer*
- *1 EL Kokosraspeln geröstet*

Zubereitung:

Den Spinat waschen und trockenschleudern. Die Ananas in 2 cm Würfel schneiden. Die Zwiebel fein würfeln. Den Blattspinat mit der Ananas, Zwiebel, Limettensaft, Olivenöl, Honig, Salz und Zitronenpfeffer vermischen. Zum Anrichten mit Kokosraspeln bestreuen.

Knackige Detox- Salate

PAPRIKASALAT

Zutaten für eine Portion

- *1/2 Paprika rot*
- *1/2 Paprika gelb*
- *1/4 Zucchini*
- *4 Oliven*
- *2 Frühlingszwiebel*
- *1 TL Honig*
- *2 EL Apfelessig*
- *eine Messerspitze Chilipulver*
- *Salz*
- *2 EL Traubenkernöl*
- *2 EL Kerbel gehackt*

Zubereitung:

Die Paprika halbieren und die Kerne entfernen. In Streifen schneiden. Die Zucchini der Länge nach halbieren, das Kerngehäuse herauskratzen und in Scheiben schneiden. Die Oliven fein hacken. Die Frühlingszwiebel in Ringe schneiden. Paprika mit Zucchini, Oliven und Frühlingszwiebeln vermischen. Honig mit Apfelessig, Chilipulver, Salz und Traubenkernöl verrühren. Das Dressing über den Salat gießen und durchmischen. Zum Anrichten mit Kerbel bestreuen.

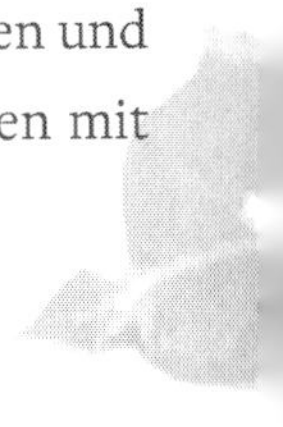

Knackige Detox-Salate

ROSENKOHL-SALAT

Zutaten für eine Portion

- *100 Gramm Rosenkohl*
- *2 Champignons*
- *2 Radieschen*
- *30 Gramm Rosinen*
- *2 EL geröstete Sonnenblumenkerne*
- *Salz*
- *Pfeffer*
- *1 EL Himbeeressig*
- *1 EL Distelöl*
- *1 EL Schnittlauchringe*

Zubereitung:

Vom Rosenkohl die Blätter abzupfen, waschen und trockenschleudern. Die Champignons und die Radieschen dünn hobeln. Die Rosenkohlblätter mit den Champignons, den Radieschen, Rosinen, Sonnenblumenkernen, Salz, Pfeffer, Himbeeressig und Distelöl vorsichtig vermischen. Mit den Schnittlauchringen garnieren.

Gemüsegerichte für mittags

SALAT- SANDWICH

Zutaten für eine Portion

- *1 Spitzpaprika*
- *Salz*
- *Pfeffer*
- *2 EL Sojajoghurt*
- *1 TL Tomatenmark*
- *eine Messerspitze Chilipulver*
- *20 Gramm Eisbergsalat*
- *30 Gramm Birne*
- *1 Radieschen*
- *5 Gurkenscheiben*
- *4 Tomatenscheiben*

Zubereitung:

Paprika der Länge nach halbieren und die Kerne entfernen. Paprika in einer Grillpfanne ohne Fett auf beiden Seiten kurz anbraten und mit Salz und Pfeffer würzen. Sojajoghurt mit Tomatenmark, Chilipulver und Salz verrühren. Die beiden Paprikahälften damit auf der Innenseite bestreichen. Den Eisbergsalat in Streifen schneiden und eine Seite damit belegen. Die Birne und das Radieschen in dünne Scheiben schneiden. Die Salatseite mit Birnen- und Radieschenstreifen, Gurken- und Tomatenscheiben belegen. Mit der zweiten Paprikahälfte abschließen.

Gemüsegerichte für mittags

FLADEN MIT BAMBUS

Zutaten für eine Portion

- *50 Gramm Buchweizenmehl*
- *100 ml Reismilch*
- *Salz*
- *Pfeffer*
- *eine Prise Muskatnuss*
- *1 rote Zwiebel*
- *1 Zehe Knoblauch*
- *1 TL Kokosöl*
- *100 Gramm Bambussprossen*
- *¼ rote Paprika*
- *20 Gramm Brokkoli*
- *50 ml Gemüsebrühe*
- *20 ml Kokosmilch*
- *1 EL Kerbel gehackt*

Zubereitung:

Das Buchweizenmehl mit der Reismilch, Salz, Pfeffer und Muskatnuss glattrühren. Den Teig in eine heiße beschichtete Pfanne gießen und jede Seite für etwa 2 Minuten bei geschlossenem Deckel backen. Die Zwiebel schälen und in Streifen schneiden. Knoblauch schälen und fein hacken. Zwiebel und Knoblauch im Kokosöl anschwitzen. Bambussprossen und Paprika in dünne Streifen schneiden und in die Pfanne geben. Brokkoli in kleine Röschen schneiden und dazugeben. Mit der Gemüsebrühe und Kokosmilch aufgießen. Mit Salz und Pfeffer würzen. Den Fladen auf den Teller geben und die Hälfte mit dem Bambusgemüse bedecken, mit Kerbel bestreuen und genießen.

Gemüsegerichte für mittags

MORNING- GLORY MIT KARTOFFELN

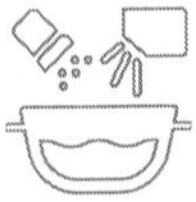

Zutaten für eine Portion

- *100 Gramm Kartoffeln*
- *150 Gramm Morning- Glory*
- *½ Zwiebel*
- *2 Zehen Knoblauch*
- *2 cm Ingwer*
- *1 rote lange Chilischote mild*
- *2 EL Sojasauce*
- *100 ml Gemüsebrühe*
- *Pfeffer aus der Mühle*

Zubereitung:

Die Kartoffeln schälen und in Stücke schneiden. Die Kartoffenl im Dampfgarer bei 100° Celsius für 25 Minuten garen. Den Morning- Glory in 10 cm lange Stücke schneiden. Die Zwiebel schälen und in dünne Streifen schneiden. Die Knoblauchzehen schälen und in Scheiben schneiden. Ingwer und Chilischote in Streifen schneiden. Den Morning- Glory mit Zwiebel, Knoblauch, Ingwer, Chilischote, Sojasauce und Gemüsebrühe in eine heiße Pfanne geben. Das Gemüse für etwa 3 Minuten kochen. Mit den Kartoffeln zusammen anrichten und beides mit Pfeffer würzen.

Gemüsegerichte für mittags

SCHARFE SÜSSKARTOFFELN

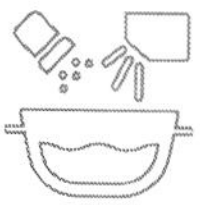

Zutaten für eine Portion

- *1 Süßkartoffel*
- *5 Schalotten*
- *2 Zehen Knoblauch*
- *1 TL Rosmarin grob gehackt*
- *1 EL Harissa scharf*
- *1 EL Chiliöl*
- *Abrieb einer Bio-Zitrone*
- *2 EL Sojajoghurt*
- *Salz*
- *Pfeffer*

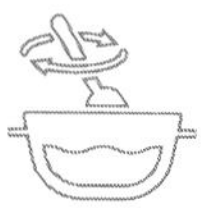

Zubereitung:

Die Süßkartoffel schälen und in 4 cm große Stücke schneiden. Die Schalotten schälen und halbieren. Die Knoblauchzehen schälen und vierteln. Die Süßkartoffel mit den Schalotten, Knoblauch, Rosmarin und Harissa gut vermischen, auf ein mit Backpapier ausgelegtes Backblech geben und im Backofen bei 180° Celsius für 20 Minuten backen. Herausnehmen, mit Chiliöl beträufeln und mit dem Zitronenabrieb verfeinern. Sojajoghurt mit Salz und Pfeffer würzen und als Dip reichen.

Gemüsegerichte für mittags

SPARGELPLATTE

Zutaten für eine Portion

- *200 Gramm weißen Spargel*
- *150 Gramm grüner Spargel*
- *1 rote Zwiebel*
- *1 EL Kokosöl*
- *2 EL Sojasauce*
- *1 EL Zitronensaft*
- *1 TL Honig*
- *1 EL Sesam*
- *1 EL Sonnenblumenkerne*
- *1 EL Brunnenkresse*

Zubereitung:

Den weißen Spargel schälen und das untere Drittel wegschneiden. Beim grünen Spargel die holzigen Enden wegschneiden und in mundgerechte Stücke schneiden. Die Zwiebel schälen und in Spalten schneiden. Spargel und Zwiebel im Kokosöl für etwa 7 Minuten bei mittlerer Hitze anbraten. Mit Sojasauce, Zitronensaft und Honig würzen. Sesam und Sonnenblumenkerne dazugeben und kurz mitbraten. Zum Anrichten mit Brunnenkresse garnieren.

Gemüsegerichte für mittags

MÖHREN IN SAUCE

Zutaten für eine Portion

- *200 Gramm Karotten*
- *eine Stange Stangensellerie*
- *1 Zehe Knoblauch*
- *1/2 TL Ingwer gerieben*
- *20 Gramm Walnüsse gehackt*
- *TL Kokosöl*
- *1 EL Apfelessig*
- *120 ml Kokosmilch*
- *1/2 TL Thymian*
- *Salz*
- *Pfeffer*

Zubereitung:

Die Karotten in 5 Millimeter dicke Scheiben schneiden. Sellerie schälen und in 2 cm Stücke schneiden. Karotten mit Sellerie, gehacktem Knoblauch, Ingwer und Walnüssen im Kokosöl anbraten, mit Apfelessig ablöschen und mit Kokosmilch aufgießen. Bei geringer Hitze für 10 Minuten weichkochen. Mit Thymian, Salz und Pfeffer abschmecken.

Gemüsegerichte für mittags

ROSEN- TRILOGIE

Zutaten für eine Portion

- *80 Gramm Blumenkohl*
- *80 Gramm Romanesco*
- *80 Gramm Brokkoli*
- *½ TL Ingwer gerieben*
- *2 EL Rahmbutter*
- *2 EL Apfelessig*
- *20 Gramm Mandeln gehackt*
- *20 Gramm Sonnenblumenkerne*
- *100 ml Sahne*
- *1 EL gehackter Liebstöckel*
- *eine Prise Kreuzkümmel gemahlen*
- *Salz*
- *Pfeffer*

Zubereitung:

Blumenkohl, Romanesco und Brokkoli in Röschen schneiden und mit Ingwer in der Rahmbutter für 3 Minuten anbraten. Mit Apfelessig ablöschen, Mandeln und Sonnenblumenkerne beigeben, mit Sahne aufgießen und mit Liebstöckel sowie Kreuzkümmel würzen. Auf kleiner Flamme für 5 Minuten köcheln. Mit Salz und Pfeffer abschmecken.

Gemüsegerichte für mittags

TOPINAMBUR MIT RHABARBER

Zutaten für eine Portion

- *200 Gramm Topinambur*
- *30 Gramm Petersilienwurzel*
- *1/2 Zwiebel*
- *1 TL Kokosöl*
- *1 TL gelbes Currypulver*
- *100 ml Gemüsebrühe*
- *50 ml Kokosmilch*
- *80 Gramm Rhabarber grob gehackt*
- *Salz*
- *Pfeffer*
- *eine Prise Kardamom*
- *eine Prise Nelkenpulver*
- *2 EL Koriander*

Zubereitung:

Topinambur schälen und in 2 cm Würfel schneiden. Die Petersilienwurzel schälen und in 2 cm Würfel schneiden. Zwiebel schälen und in Streifen schneiden. Topinambur mit der Petersilienwurzel und der Zwiebel im Kokosöl goldbraun anbraten, mit Gemüsebrühe und Kokosmilch aufgießen. Für 10 Minuten bei mittlerer Hitze weichkochen. Rhabarber schälen und in 2 cm Stücke schneiden. Mit dazugeben und für weitere 5 Minuten mitkochen. Mit Salz, Pfeffer, Kardamom und Nelkenpulver würzen. Zum Anrichten mit Koriander bestreuen.

Gemüsegerichte für mittags

COUSCOUS MIT TOMATEN

Zutaten für eine Portion

- *1 kleine rote Zwiebel*
- *1 Zehe Knoblauch*
- *1 TL Olivenöl*
- *100 Gramm Tomaten*
- *2 getrocknete Tomaten*
- *50 ml Gemüsebrühe*
- *50 Gramm Couscous*
- *Salz*
- *Pfeffer*
- *20 Gramm Rucola*
- *1 TL Traubenkernöl zum Beträufeln*

Zubereitung:

Zwiebel und Knoblauch schälen und klein hacken, in Olivenöl goldgelb anschwitzen. Die Tomaten in 2 cm Stücke schneiden und die getrockneten Tomaten in Streifen schneiden. Dazugeben und mit der Brühe aufgießen, für 5 Minuten köcheln lassen. Couscous einrühren, vom Herd nehmen und mit geschlossenem Deckel für 10 Minuten ziehen lassen. Mit Salz und Pfeffer würzen. Zum Anrichten mit Rucola bedecken und mit Traubenkernöl beträufeln.

Gemüsegerichte für mittags

PAPRIKA-LINSEN

Zutaten für eine Portion

- *1/2 Zwiebel*
- *1 Zehe Knoblauch*
- *100 Gramm grüne Paprika*
- *1 TL Olivenöl*
- *1/2 TL Paprikapulver geräuchert*
- *eine Messerspitze Paprikapulver scharf*
- *1/2 TL Tomatenmark*
- *1 TL Apfelessig*
- *200 ml Gemüsebrühe*
- *90 Gramm schwarze Linsen*
- *1/2 TL Kräuter der Provence*
- *eine Messerspitze Kreuzkümmel gemahlen*
- *Salz*
- *Pfeffer*
- *2 EL Schnittlauch*

Zubereitung:

Zwiebel schälen und in 1 cm Stücke schneiden, Knoblauch fein hacken, Paprika halbieren, die Kerne herauskratzen und in 2 cm Stücke schneiden. Zwiebel, Knoblauch und Paprikawürfel im Olivenöl anbraten. Das geräucherte und scharfe Paprikapulver kurz mitrösten, Tomatenmark einrühren und mitrösten, mit Apfelessig ablöschen und mit Gemüsebrühe aufgießen. Einmal aufkochen und die Linsen, die Kräuter der Provence und den Kreuzkümmel mit dazugeben. Bei mittlerer Hitze für etwa 12 Minuten kochen und zwischendurch umrühren. Mit Salz und Pfeffer abschmecken und mit Schnittlauch garnieren.

Gemüsegerichte für mittags

AUBERGINE MIT KICHERERBSEN

Zutaten für eine Portion

- *100 Gramm Aubergine*
- *1 EL Olivenöl*
- *1/2 rote Zwiebel*
- *1 TL Rahmbutter*
- *100 Gramm passierte Tomaten*
- *100 Gramm Kichererbsen küchenfertig*
- *1/2 TL Honig*
- *1/2 TL Oregano*
- *Salz*
- *Pfeffer*

Zubereitung:

Die Aubergine in 5 Millimeter dicke Scheiben schneiden und im Olivenöl auf beiden Seiten scharf anbraten, aus der Pfanne nehmen und auf ein Küchentuch legen, um das überschüssige Fett aufzusaugen. Die Zwiebel schälen und fein würfeln, in der Rahmbutter glasig anschwitzen, mit den passierten Tomaten auffüllen, die Kichererbsen dazugeben, mit Honig, Oregano, Salz und Pfeffer würzen. Bei geringer Hitze für 10 Minuten köcheln lassen. Die Auberginen daruntermischen und anrichten.

Gemüsegerichte für mittags

ZUCCHINIPFANNE

Zutaten für eine Portion

- *1 rote Zwiebel*
- *1 Zehe Knoblauch*
- *1 Zucchini*
- *1/2 gelbe Paprika*
- *50 Gramm Austernpilze*
- *1 TL Distelöl*
- *1 TL Paprikamark*
- *eine Messerspitze Chiliflocken*
- *eine Messerspitze Ingwer gerieben*
- *100 Gramm Tomatenstücke*
- *½ TL Majoran*
- *1/2 TL Ahornsirup*
- *Salz*
- *Pfeffer*

Zubereitung:

Die Zwiebel schälen und in Streifen schneiden. Den Knoblauch schälen und fein hacken. Die Zucchini der Länge nach halbieren, die Kerne mit einem Löffel herauskratzen und in 3 cm große Stücke schneiden. Die Paprika ebenfalls in 3 cm große Würfel schneiden. Die Austernpilze in mundgerechte Stücke zupfen. Zwiebel mit Knoblauch, Zucchini, Paprika und den Austernpilzen im Distelöl anbraten. Paprikamark, Chiliflocken und Ingwer dazugeben und kurz mitrösten. Mit den Tomaten auffüllen und mit Majoran, Ahornsirup, Salz und Pfeffer würzen. Bei mittlerer Hitze für etwa 5 Minuten köcheln.

Gemüsegerichte für mittags

RICEBERRY MIT ZUCKERSCHOTEN

Zutaten für eine Portion

- *50 Gramm Riceberry*
- *100 ml Gemüsebrühe*
- *Salz*
- *eine Messerspitze Ingwer-pulver*
- *100 Gramm Zuckerschoten*
- *1 EL Rahmbutter*
- *Meersalz*
- *bunter Pfeffer aus der Mühle*
- *1 EL Kerbel gehackt*

Zubereitung:

Riceberry mit der Gemüsebrühe, etwas Salz und Ingwerpulver in eine ungelochte Garschale geben. Im Dampfgarer bei 90° Celsius für 20 Minuten garen. Die Zuckerschoten in der Rahmbutter bei mittlerer Hitze für 3 Minuten anbraten, mit Meersalz und Pfeffer würzen, Kerbel unter den Reis mischen und anrichten.

Gemüsegerichte für mittags

VIOLETTA-KARTOFFELN MIT ANANAS

Zutaten für eine Portion

- *120 Gramm Violetta-Kartoffeln*
- *1 TL rote Currypaste*
- *1 EL Olivenöl*
- *1/2 TL Rosmarin fein gehackt*
- *60 Gramm Kürbis*
- *80 Gramm frische Ananas*
- *2 EL Sojajoghurt*
- *Saft einer Limette*
- *1 EL Schnittlauchringe*
- *1 EL Petersilie gehackt*

Zubereitung:

Die Violetta-Kartoffeln in 3 cm Stücke schneiden. Die Currypaste mit Olivenöl und Rosmarin verrühren. Die Kartoffeln mit der Currypaste einreiben. Kürbis und Ananas schälen und in Stücke schneiden. Kartoffeln, Kürbis und Ananas auf ein mit Backpapier ausgelegtes Backblech geben, das Backrohr auf 170° Celsius vorheizen und für 30 Minuten garen, herausnehmen und auf einem Teller anrichten. Sojajoghurt mit der Limette glattrühren und über dem Kartoffelgemüse verteilen, mit Schnittlauch und Petersilie garnieren.

SAUERKRAUT-EINTOPF

Zutaten für eine Portion

- *1/2 Zwiebel*
- *1 Kartoffel*
- *1 TL Olivenöl*
- *1/2 TL Paprikapulver geräuchert*
- *1 TL Honig*
- *120 Gramm Sauerkraut*
- *100 ml Gemüsebrühe*
- *eine Messerspitze Kreuzkümmel gemahlen*
- *1 Lorbeerblatt*
- *1/2 TL Thymian*
- *Salz*
- *Pfeffer*

Zubereitung:

Die Zwiebel schälen, halbieren und in Streifen schneiden. Die Kartoffel schälen und in 1 cm große Würfel schneiden. Die Zwiebel mit der Kartoffel im Olivenöl goldbraun anbraten, Paprikapulver und Honig dazugeben und kurz mitrösten. Das Sauerkraut untermengen und mit der Gemüsebrühe aufgießen, mit Kreuzkümmel, Lorbeerblatt, Thymian, Salz und Pfeffer würzen. Den Eintopf bei mittlerer Hitze für 15 Minuten köcheln lassen und dabei mehrmals umrühren.

Gemüse Gerichte für abends

BROKKOLI MIT TOFU

Zutaten für eine Portion

- *120 Gramm Brokkoli*
- *100 Gramm Tofu geräuchert*
- *1 TL Erdnussöl*
- *2 Zehen Knoblauch*
- *1/2 cm Ingwer*
- *1 EL Erdnüsse gehackt*
- *1 EL Sojasauce*
- *100 ml Gemüsebrühe*
- *1/2 TL Honig*
- *Salz*
- *Pfeffer*

Zubereitung:

Den Brokkoli in Röschen schneiden. Den Tofu in 2 cm Würfel schneiden. Den Brokkoli mit dem Tofu im Erdnussöl anbraten. Den Knoblauch schälen und mit dem Ingwer in die Pfanne reiben. Die Erdnüsse beimengen und kurz mitbraten. Die Sojasauce und die Gemüsebrühe dazu gießen und für 3 Minuten köcheln. Mit dem Honig, Salz und Pfeffer noch abschmecken.

Gemüse Gerichte für abends

RÖSTGEMÜSE

Zutaten für eine Portion

- *1/2 rote Zwiebeln*
- *1/2 gelbe Paprika*
- *30 Gramm Zucchini*
- *30 Gramm Aubergine*
- *30 Gramm Brokkoli*
- *2 Egerlinge*
- *1 EL Olivenöl*
- *1/2 TL Rosmarin gehackt*
- *1/2 TL Thymian*
- *1 EL gehackte Mandeln*
- *50 ml Gemüsebrühe*
- *Salz*
- *Pfeffer*
- *1 EL Sojajoghurt*
- *Saft und Abrieb einer halben Zitrone*
- *1 TL Chiliöl*

Zubereitung:

Die Zwiebel schälen und in dünne Spalten schneiden. Die Paprika in Streifen schneiden. Zucchini und Aubergine abwaschen und in 2 cm Würfel schneiden, Brokkoli in mundgerechte Röschen schneiden, die Egerlinge vierteln. Das Gemüse im Olivenöl für etwa 5 Minuten unter ständigem Umrühren anrösten. Rosmarin, Thymian, Mandeln und die Gemüsebrühe dazugeben. Solange braten, bis die Gemüsebrühe ganz einreduziert ist. Mit Salz und Pfeffer würzen und anrichten, Sojajoghurt darauf drapieren, mit Zitronensaft und Chiliöl beträufeln.

Gemüse Gerichte für abends

GEMÜSERAGOUT

Zutaten für eine Portion

- *1 Schalotte*
- *1 Zehe Knoblauch*
- *50 Gramm Fenchel*
- *50 Gramm Champignons*
- *50 Gramm Blumenkohl*
- *1 EL Sesamöl*
- *2 EL Apfelessig*
- *3 geschälte Tomaten*
- *100 ml vegane Sahne*
- *1/2 TL Majoran*
- *Salz*
- *Pfeffer*
- *Basilikum zum Garnieren*

Zubereitung:

Schalotte und Knoblauch schälen und klein schneiden. Den Fenchel in Streifen schneiden. Die Champignons halbieren. Den Blumenkohl in kleine Röschen schneiden. Die Schalotte mit Knoblauch, Fenchel, Champignons und Blumenkohl im Sesamöl anbraten, mit Apfelessig ablöschen. Die Tomaten dazugeben und mit Sahne aufgießen. Bei geringer Hitze für 7 Minuten köcheln lassen. Mit Majoran, Salz und Pfeffer würzen, zum Anrichten mit Basilikum garnieren.

Gemüse Gerichte für abends

GEMÜSESPAGHETTI

Zutaten für eine Portion

- *1 Karotte*
- *1 kleine Zucchini*
- *1 rote Zwiebel*
- *1 TL Olivenöl*
- *50 ml Gemüsebrühe*
- *1 Salbeiblatt*
- *6 Basilikumblätter*
- *4 Cherrytomaten*
- *15 Gramm Mandelstifte*
- *Salz*
- *Pfeffer*
- *Zitronenabrieb*

Zubereitung:

Karotte und Zucchini mit einem Spaghettischäler in Spaghettiform schneiden. Zwiebel schälen und in Streifen schneiden. Gemüsespaghetti und Zwiebel im Olivenöl leicht anbraten. Mit der Gemüsebrühe aufgießen und bei geringer Hitze zugedeckt für 3 Minuten köcheln. Das Salbeiblatt und Basilikum in Streifen schneiden. Die Tomaten halbieren, Salbei und Basilikum dazugeben. Vom Herd nehmen, die Mandelstifte untermengen und mit Salz und Pfeffer würzen. Noch für 2 Minuten durchziehen lassen, zum Anrichten Zitronenabrieb frisch darüberreiben.

Gemüse Gerichte für abends

FENCHELPFANNE

Zutaten für eine Portion

- *150 Gramm Fenchel*
- *1/4 grüne Paprika*
- *2 getrocknete Tomaten*
- *50 Gramm Stangensellerie*
- *1 EL Distelöl*
- *1/2 Apfel*
- *1 EL Apfelessig*
- *100 ml Gemüsebrühe*
- *eine Prise Kreuzkümmel gemahlen*
- *1 EL Petersilie gehackt*
- *1 EL Koriander gehackt*
- *Salz*
- *eine Messerspitze Cayennepfeffer*

Zubereitung:

Fenchel, Paprika und Tomaten in Streifen schneiden, Stangensellerie in 2 cm Stücke schneiden. Fenchel mit Paprika, Tomaten und Stangensellerie im Distelöl anschwitzen. Den Apfel in 1 cm große Würfel schneiden und dazugeben, mit Apfelessig ablöschen und mit Gemüsebrühe aufgießen, Kreuzkümmel, Petersilie und Koriander mit untermengen, mit Salz und Cayennepfeffer würzen.

VEGGIE- CHILI

Zutaten für eine Portion

- *150 Gramm Süßkartoffel*
- *1 TL Paprikapulver scharf*
- *1 kleine Zwiebel*
- *1/2 Paprika*
- *1 Zehe Knoblauch*
- *1 Chilischote*
- *1 EL Olivenöl*
- *60 Gramm Kidneybohnen*
- *100 Gramm Tomatenstücke*
- *1/2 TL Oregano*
- *eine Messerspitze Kreuzkümmel gemahlen*
- *1/2 TL Honig*
- *Salz*
- *Pfeffer*

Zubereitung:

Die Süßkartoffel schälen und in 3 cm Würfel schneiden, mit Paprikapulver einreiben, auf ein mit Backpapier ausgelegtes Backblech legen und bei 170° Celsius für etwa 30 Minuten garen. Die Zwiebel schälen und klein schneiden. Paprika in Würfel schneiden. Knoblauch schälen und fein hacken. Zwiebel, Paprika, Knoblauch und Chili im Olivenöl goldbraun anbraten. Kidneybohnen, Tomaten, Oregano, Kreuzkümmel, Honig, Salz und Pfeffer dazu geben. Auf kleiner Flamme für 10 Minuten garen. Die Süßkartoffeln dazugeben und für 3 Minuten fertig garen.

Gemüse Gerichte für abends

GRÜNES THAI CURRY

Zutaten für eine Portion

- *1 Schalotte*
- *50 Gramm Blumenkohl*
- *1 TL grüne Currypaste*
- *150 ml Kokosmilch*
- *50 Gramm runde Auberginen*
- *50 Gramm Zucchini*
- *4 Champignons*
- *1 Limettenblatt*
- *1 EL Sojasauce*
- *1 EL Koriander grob gehackt*

Zubereitung:

Die Schalotte schälen und vierteln. Den Blumenkohl in kleine Röschen schneiden. Die Schalotte mit dem Blumenkohl, der Currypaste und 3 Esslöffeln Kokosmilch in einer Pfanne für 2 Minuten anrösten, mit der restlichen Kokosmilch aufgießen. Die Auberginen waschen und vierteln. Die Zucchini waschen und in 3 cm Stücke schneiden. Die Champignons halbieren. Aubergine, Zucchini, Champignons, Limettenblatt, Sojasauce und Koriander mit in die Pfanne geben. Das Curry bei mittlerer Hitze für 7 Minuten kochen. Nach Bedarf abschmecken.

Gemüse Gerichte für abends

GRÜNKOHL MIT BAMBUS

Zutaten für eine Portion

- *100 Gramm Grünkohl*
- *1 EL Walnussöl*
- *Salz*
- *eine Prise Paprikapulver*
- *1/2 Zwiebel*
- *1 Zehe Knoblauch*
- *100 Gramm Bambussprossen*
- *1/4 rote Paprika*
- *1 TL Sesamöl*
- *1 EL Sojasauce*
- *2 EL Orangensaft*
- *1 EL geröstet Pinienkerne*

Zubereitung:

Den Grünkohl waschen und trockenschleudern. Den Grünkohl grob zupfen und auf ein mit Backpapier ausgelegtes Backblech legen, mit dem Walnussöl beträufeln und mit Salz und Paprikapulver würzen. Das Backrohr auf 180° Celsius vorheizen und für 10 Minuten knusprig backen. Zwiebel und Knoblauch schälen und fein würfeln, Paprika in Streifen schneiden. Zwiebel, Knoblauch, Paprika und Bambus in Sesamöl anbraten, mit Sojasauce und Orangensaft ablöschen. Den Grünkohl untermischen und zum Anrichten mit Pinienkernen bestreuen.

Gemüse Gerichte für abends

NATURREIS MIT WEINTRAUBEN

Zutaten für eine Portion

- *50 Gramm Naturreis*
- *1 EL Wildreis*
- *120 ml Gemüsebrühe*
- *2 Frühlingszwiebel*
- *100 Gramm Weintrauben*
- *1/2 TL Thymian*
- *1 TL Rahmbutter*
- *Salz*
- *Pfeffer*

Zubereitung:

Den Naturreis mit dem Wildreis und der Gemüsebrühe in einen Topf geben, einmal aufkochen und mit geschlossenem Deckel bei geringer Hitze für 20 Minuten ziehen lassen. Die Frühlingszwiebel grob schneiden. Die Weintrauben halbieren und die Kerne entfernen. Die Frühlingszwiebel mit den Weintrauben und Thymian in der Rahmbutter für 2 bis 3 Minuten anbraten. Den Reis durchrühren und mit zu den Weintrauben geben, mit Salz und Pfeffer abschmecken.

Ihre Zufriedenheit ist uns wichtig!

★★★★★

Leserzufriedenheit ist uns ein großes Anliegen. Daher sind wir stets bestrebt, Ihnen die Themen in Buchform so leserfreundlich wie möglich zu gestalten und unsere Publikationen ständig zu verbessern.

Sollten Sie mit dieser Ausgabe nicht zufrieden gewesen sein, möchten wir Sie bitten uns, dies mitzuteilen. Auch für generelle Anregungen und Verbesserungsvorschläge sind wir Ihnen sehr dankbar. Sie helfen uns damit, unsere Leistungen für Sie zu verbessern. Positive Rückmeldungen sind natürlich auch nicht verboten.

Scannen Sie einfach diesen QR Code um uns eine Nachricht zu übermitteln oder besuchen Sie unsere Webseite: www.onlineworldofbooks.eu/kontakt.

Impressum:

D. Daraban, A-7210 Mattersburg,
ONLINEWORLDOFBOOKS.EU
Buch-, Kunst- & Musikalienverlag
Auflage (Erstauflage 2019)

Taschenbuch:
KDN-ISBN: 9781092506069

Risiko-Hinweis und Haftung

Empfehlungen, Charts und Tabellen halten wir für verlässlich, jedoch können wir keine Garantie für Richtigkeit und Aktualität übernehmen. Die Inhalte in diesem Werk sind nach bestem Gewissen verfasst, wir halten unsere Quellen für verlässlich, aber auch hier können wir keine Garantie auf Richtigkeit und Aktualität geben. Die Informationen geben lediglich einen Einblick in die Meinung der Verfasser.

Haftungsausschluss

Die Inhalte wurden mit größtmöglicher Sorgfalt erstellt. Der Autor übernimmt jedoch keine Gewähr für die Richtigkeit und Vollständigkeit der hier befindlichen Informationen sowie bereitgestellten Inhalte.

Urheber- und Kennzeichenrecht

Bei den Inhalten, die erstellt wurden, werden die Urheberrechte Dritter beachtet. Insbesondere werden Inhalte und Rechte Dritter als solche gekennzeichnet.

Sollte der Nutzer trotzdem auf eine Urheberrechtsverletzung aufmerksam werden, bitten wir um einen entsprechenden Hinweis. Bei Bekanntwerden von Rechtsverletzungen werden wir derartige Inhalte gerne und umgehend entfernen.

Etwaige Bilder und Grafiken: Privatarchiv, Pixabay.com, shutterstock.com, iconfinder.com, Envato Elements

Printed in Poland
by Amazon Fulfillment
Poland Sp. z o.o., Wrocław

81680049R00087